U0125416

〔美〕

巴瑞·普瑞桑
Barry M. Prizant

汤姆·菲尔兹-迈耶
Tom Fields-Meyer

——

著

陈丹 黄艳 杨广学 译

这世界唯一的你

UNIQUELY
HUMAN
A Different Way of
Seeing Autism

自闭症人士
独特行为背后的真相

机械工业出版社
CHINA MACHINE PRESS

Barry M. Prizant, Tom Fields-Meyer. Uniquely Human: A Different Way of Seeing Autism

Copyright © 2015 by Childhood Communication Services, Inc.

Simplified Chinese Translation Copyright © 2024 by China Machine Press.

Simplified Chinese translation rights arranged with Childhood Communication Services, Inc. through Andrew Nurnberg Associates International Ltd. This edition is authorized for sale in the Chinese mainland (excluding Hong Kong SAR, Macao SAR and Taiwan).

No part of this book may be reproduced or transmitted in any form or by any means, electronic or mechanical, including photocopying, recording or any information storage and retrieval system, without permission, in writing, from the publisher.

All rights reserved.

本书中文简体字版 Childhood Communication Services, Inc. 通过 Andrew Nurnberg Associates International Ltd. 授权机械工业出版社在中国大陆地区（不包括香港、澳门特别行政区及台湾地区）独家出版发行。未经出版者书面许可，不得以任何方式抄袭、复制或节录本书中的任何部分。

北京市版权局著作权合同登记　图字：01-2015-7903 号。

图书在版编目（CIP）数据

这世界唯一的你：自闭症人士独特行为背后的真相 /（美）巴瑞·普瑞桑（Barry M. Prizant），（美）汤姆·菲尔兹–迈耶（Tom Fields-Meyer）著；陈丹，黄艳，杨广学译. —北京：机械工业出版社，2024.3

书名原文：Uniquely Human: A Different Way of Seeing Autism

ISBN 978-7-111-74878-6

Ⅰ. ①这… Ⅱ. ①巴… ②汤… ③陈… ④黄… ⑤杨… Ⅲ. ①小儿疾病–缄默症–诊疗 Ⅳ. ①R749.94

中国国家版本馆CIP数据核字（2024）第013693号

机械工业出版社（北京市百万庄大街22号　邮政编码100037）
策划编辑：刘利英　　责任编辑：刘利英
责任校对：张亚楠　　责任印制：李　昂
河北宝昌佳彩印刷有限公司印刷
2024 年 4 月第 1 版第 1 次印刷
170mm×230mm · 15.5印张 · 196千字
标准书号：ISBN 978-7-111-74878-6
定价：69.00元

电话服务　　　　　　　　　　网络服务
客服电话：010-88361066　　机 工 官 网：www.cmpbook.com
　　　　　010-88379833　　机 工 官 博：weibo.com/cmp1952
　　　　　010-68326294　　金 书 网：www.golden-book.com
封底无防伪标均为盗版　　　　机工教育服务网：www.cmpedu.com

谨以此书献给所有自闭症人士
希望有助于他们获得应有的理解和尊重

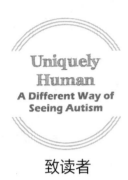

Uniquely
Human
A Different Way of
Seeing Autism

致读者

亲爱的读者朋友：

　　我坚信本书将成为每一个自闭症人士家庭的必读书，每一位与自闭症人士一起工作的教师、医生、专业支持者的必读书，也是我自己案头必备的参考书。

　　通常，自闭症被描述为罗列各种缺陷的一个清单，其中包括社会性交往、沟通障碍，以及重复的刻板行为。以反复地摆手为例：很多自闭症人士经常摆动手臂，看上去十分显眼又不得体，于是我们就想方设法去阻止他们。但是，让我们看一看自己，在主场球队进球的时候，大家在做些什么呢？我们大声欢呼、跳跃、鼓掌，我们还会摆动手臂！我们认定，自闭症人士总是坚守一种僵化固定的环境安排，不能适应任何变化。但是你来试试动一动我的古玩收藏柜，我会对你十分不满！难道你会说我有自闭症吗？如果我们换一种眼光来看待自闭症人士的刻板行为，将其看作困难情境下的常态应对机制和合理的沟通策略，就会以一种全新的视角看待他们。正是这一点，集中体现了普瑞桑博士这本著作的理论创新和临床干预方法的突破。

　　普瑞桑博士是当今世界著名的自闭症权威学者，让我触动最深的是，本书的每一页都充满了激情。携手汤姆·菲尔兹－迈耶——一位自闭症儿童的父亲，普瑞桑博士呈现给读者的，不是对自闭症的一个个简单的诊断，而是一个个鲜活而真实的人，还有非常实用的临床技术和前沿学术信息。当前，市场上各种虚假宣传和大言不惭的吹嘘往往让人们不知所措，而这本书切中时弊，可以矫正视听。

　　我诚挚希望各位认真阅读这本书，而我对这本充满洞见、发人深省的好书的钟爱和尊敬，也希望能够得到大家的共鸣。如有任何评论，请联系 andrea.dewerd@simonandschuster.com。

　　祝你好运！

特里斯·托德

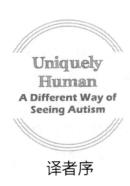

译者序

　　有时候，人生困境的突破、光明前景的显现，所需要的只是改换一种眼光或者视角。眼光改变了，心胸也变得开阔；视角改变了，视野也变得高远。我们会从司空见惯的视域中忽然醒悟，发现自己原先的局限和荒谬，从长久封闭的困局中发现破冰的契机。

　　在对待自闭症儿童的时候，人们通常会颠倒因果。例如，不问青红皂白地采取各种手段（甚至是所谓的"霹雳手段"）来消除自闭症儿童的所谓重复和刻板行为，而对引发行为的深层原因却不闻不问，对孩子的身心特点和真实需要置若罔闻。这样做，有百害而无一利。与此类似，回声言语、特殊的兴趣等也都曾遭到类似的错误和粗暴的对待。

　　儿童被冠以自闭症的名称之后，仿佛就不再具有儿童的属性，典型发展的儿童的兴趣、爱好、欢乐等似乎都与自闭症儿童绝缘。在对典型发展的儿童进行教育活动的时候，无论如何古板的教师，无论如何任性的学校体制，也要多少考虑一下儿童的兴趣，否则他们根本就不会配合；而自闭症儿童不同，因为他们很少能够表达自己的意愿和想法，又被认定是一群病人（或者直接就是自闭症本身），所以没有人想要认真听取他们的意见，剩下来的只有指令性的"矫正"和对象化的"治疗"。在这种情境下，家长的处境也很被动、无奈，声音也很微弱、无助。自闭症儿童的教育仿佛与家庭、社区的整个生态系统不发生任何有机的联系。

自闭症通常被描述为由各种缺陷罗列起来的一个清单。很多专业人员把孩子的行为视为怪癖，试图消除这些行为，像修理机器一样把孩子"治愈"。

这是出于对自闭症的误解，干预方法也是完全错误的。这种分割和机械的干预模式，自然不会有美好的结果。自闭症干预经历多年的局限和困境，一直没有真正被打破。

本书代表了一个历史性的转机。

巴瑞·普瑞桑，儿童发展和语言病理学博士，言语－语言治疗师，世界著名的自闭症专家，拥有50余年的教学、研究和临床经验。他是布朗大学的客座教授。他与同事合作，提出并开发了著名的"社会沟通、情绪调节、交往支持"（SCERTS）干预模式，现在已经在十余个国家实施。他发表了150多篇论文，获得了2005年普林斯顿大学伊顿基金会的自闭症研究终身荣誉奖、2014年美国言语－语言－听力学会荣誉奖。

本书是一本具有开创意义的重要著作，代表了当代自闭症研究和干预的重大转折。普瑞桑博士是一位国际知名的自闭症专家。他认为所谓的自闭症行为不应简单地被看作是必须消除的病理表现，而是自闭症人士面对嘈杂混乱的周围世界时采取的应对策略。他主张充分利用儿童的特长，提升他们的能力，并提供系统的支持，从而提升他们的生活品质。

本书的核心理念是：自闭症人士的行为方式，不是像一些专业人员几十年来宣称的那样，毫无规则、偏执怪诞、错乱无序，而是他们用来适应这个信息超载并且令人恐惧的世界，试图与人沟通的应对策略。自闭症儿童不是病人，他们所经历的发展阶段，是我们人类都要经历的。我们需要做的，不是画地为牢，一味想方设法地"修理"他们，而是帮助他们获得更好的发展：真切无误地理解他们，并改变我们自己的所作所为，为他们更好的生活和发展，做合格的铺路人和同行者。

普瑞桑从多年的教育干预临床经验中认识到：与其要求或逼迫自闭症人士改变，不如我们自己首先学习改变。我们自己真正改变了的时候，自闭症人士也会跟着改变。

但是，目前实际的情形却与此相反：自闭症人士周围的那些人，往往是增加他们焦虑和恐惧的源头，而不是缓解压力的动因。这是因为他们忽略了自闭症人士的人性本质，也忘掉了自己作为人的天然本能。这种本能，普瑞桑称之为"异得"。

如何才能尊重自闭症儿童的天性，为他们营造对于世界和人生的根本信任？如何利用他们的潜在能力和优势、特长，开发出有真实意义与终生发展出路的教育干预方案和实施策略？

本书如同 SCERTS 模式的整体思路一样，从人性的角度看待自闭症人士的独特体验和学习方式，着重从人际关系、情绪调节、社会支持的层面入手，全面设计干预方案，灵活应对具体的难题，提供了许多鲜活生动的案例和发人深省的具体建议。

本书在提供有效的解决方案和灵活思路的同时，还致力于为读者打开心灵的桎梏，展望人生美好的前景。作者做了有效的努力，并取得了相当的成功。

这是一本很有趣、很好读而且意义十分重大的好书。几乎每一个重要的概念和结论，都有简短而明确的实例做说明；每一个涉及争论的关键点，都有极其敏锐而不失幽默的评论。这是一本为提供整体解决方案而写的助人自助的经验之书。即使是文化程度不高的读者也会发现，阅读这本书是一种享受！

书中并没有回避问题或者故作轻松。在涉及自闭症人士的学校教育和社会融合的难题时，普瑞桑坦然承认：我们不能解决一切问题，只能是毫无保留地尽力为自闭症人士提供有效的支持。当然，要改造学校，改造社会，不是靠一本书就可以完成的任务。

普瑞桑告诉我们，最好的策略是帮助孩子创造一种充满正面情绪记忆的、丰富多彩的生活。作为家长，作为专业人员，我们的任务只有一个，具体的做法是：我们为孩子提供选择的机会，而不是实施暴力和强制；我们提升孩子的动机，尊重孩子的优势，而不是实施外加的改变；我们让学习、工作和生活充满乐趣和欢声笑语，而不是让孩子受苦受难。我们这样做的时候，自闭症儿童、少年和成年人就会减少焦虑和恐惧，能够欢欢喜喜地面对生命提供的机会。

目前，就自闭症儿童的教育而言，我们能提供的解决方案，或者说总体的方向，应该是按照儿童独特的人性特点，进行以人为中心的生态化、生活化的整体环境改造，包括人际关系调整、文化符号使用和宏观生态系统的改造。只有这样，自闭症儿童的生活境遇才会得到真正的、实质性的改善，他们才会有终生发展的根本出路和生活质量的切实提升。教育干预涉及各种资源和权力调整的重大问题，本书还有很多没有明说的话，需要读者自己细细体会，发掘其中的深意。而作为译者，我们不应该越俎代庖，只能尽量忠实地传达文本的脉络和精神。

本书的翻译过程也是我们学习和收获的过程。希望我们对于本书的欣赏和理解，在文字的组织和表达之中能够有所体现。本书翻译的分工是：陈丹翻译前言、导论和第1～6章，黄艳翻译第8～11章，杨广学翻译第7章和第12章，并审校全书。译文如有疏漏和错误之处，恳请读者不吝指正。

愿各位能够从阅读本书中受益，不仅限于自闭症的话题，而且包括对人性本身的理解。说到底，自闭症人士是我们的同类，而不是异己。

杨广学

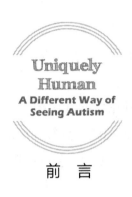

前　言

　　在本书中，我选择使用以人为主的用语，例如，"自闭症人士""自闭症谱系人士""自闭症儿童"和"自闭症成人"来代替"自闭症患者"，以避免用疾病名称来定义人的特性。"自闭症谱系"的提法在学术界很流行，所以我也会偶然使用。虽然如此，这些提法都不是完全令人满意的。这种语言用法上的考虑和选择，很费脑筋，而且咬文嚼字也会让文字显得笨拙，在此请允许我向读者预先致歉。

　　我知道，有些自闭症成年人喜欢使用"自闭症式"一词，他们觉得自闭症乃是其群体身份的表现，而避开这个词似乎是贬低了自闭症（谁会把"男人"换一种说法，叫作"具有男性特征的人"呢）。我十分尊重这类观点，但是经过反复斟酌，还是选择了本书的用法。

　　有时我会提及阿斯伯格综合征。美国精神医学学会的《精神障碍诊断与统计手册》（DSM）多年来保留了这个诊断的亚型，直到最近的第5版（DSM-5），才取消了这个诊断。这个术语现在仍然广泛使用。具有正常甚至超常的智力和语言能力，同时又具有自闭症人群常见的社交障碍和其他障碍的人，会被称为阿斯伯格综合征人士。

对于那些不会或者尚未使用口语来交流的人，我会称之为"无口语"。常常有人说他们"无语言"，但是他们中的很多人会使用文字、手语、iPad等符号手段来完成人际沟通。

多数情况下，书中泛指自闭症"儿童"的时候，有关的论断也可以推广到青少年和成年人。对于没有自闭症的人群，我会使用"典型的""典型发展的""神经典型的"等词语。

英语对于所有的作者都提出了挑战，因为它没有中性的人称代词。我尝试轮流地替换使用男性和女性代词。当然，本书的所有论题既适用于男性也适用于女性。读者可能会注意到，书中讨论的案例多数是男性，因为自闭症男性是女性的 4 倍。这也就解释了为什么第 10 章讨论的长期追踪的 4 个案例都是男性青年。我也曾与女性儿童和青年自闭症人士一起工作，但是 20 年以来一直保持联系的案例，都是男性。

我在本书中声明的基本哲学、价值观念、临床技术，与"社会沟通、情绪调节、交往支持"模式（SCERTS，2006）完全一致。SCERTS 模式是一个教育干预模式，我有幸与几位同事合作，从事其开发和研究。这个模式优先关注自闭症人士的社会沟通、情绪调节、交往支持三大领域。美国的学校系统，还有国际上 12 个以上的国家，都在使用 SCERTS 模式。有关材料请参考书末的介绍。

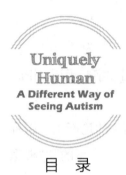

Uniquely
Human
A Different Way of
Seeing Autism

目　录

第二部分 与自闭症共存

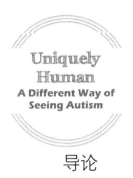

导论

换一种眼光看自闭症

不久前，我在一所小学里参加一个会议。我担任那个学区特殊儿童教育服务项目的顾问。会议休息时间，校长请我单独谈一谈。我以为他要讨论人员的问题，可这位不苟言笑的校长关上门，把椅子靠近我，盯着我的眼睛，谈起了他的儿子。

校长的儿子是个害羞、孤僻、不善交往的孩子，他变得越来越封闭、沉默，大多数时间独自玩视频游戏，很少与同龄人交往。最近，有个心理学家对他的诊断是：自闭症谱系障碍。

校长欠身靠近我，问道："我应该被吓个半死吗？"

这类问题我听到过太多。几乎每个星期，我都要面对一些家长，他们多数智力很高，在自己的领域有所成就，富有自信，但是一旦面对孩子的自闭症问题，他们就会接近于精神崩溃。在这个巨大的挑战面前，他们没有任何准备，根本不知所措，完全失去信心，不再相信自己的人性本能，对未来生活充满了迷惑和恐惧，几乎是不战而溃败。

几年前，一位享有盛名的音乐家也问过类似的问题。他和妻子请我去看他们4岁的女儿。女孩当时接受的是密集式干预，她被要求长时间坐在小桌前，听从治疗师的指令，做出各种各样的反应。但是，效果很差。这对父母想寻求另外一种不同的方案来帮助和支持女儿。我第一次到他们家，看到家里杂乱无章，爸爸打手势叫我跟他到另一个房间。

他问："我能给你看个东西吗？"他走到一个软垫椅子后面，抓出一个购物纸袋，把手伸进去拿出一个玩具。那是一个橡胶球，有着花纹质地，装有用电池带动的小电机，打开开关就会振动。我能看出来，这个玩具没有拆封过。

他忧心忡忡地说："这是去年圣诞节的时候我给女儿买的。这是个坏东西吗？我想她可能喜欢这个。"

我摇摇头："我看不出来它坏在哪里。"

"是这样，"他说，"女儿的治疗师对我说这个玩具会让她更加自闭。"

一个有出色艺术才华的名人，因为听信了一个年轻治疗师毫无道理的话，竟然不敢让女儿玩一个可爱的玩具，这简直有些不可思议。

40多年来，我的工作就是帮助这些自闭症孩子的父母，他们来自各种不同的行业，但是都面临类似的问题：如何走出自闭症诊断带来的各种困惑，如何解决自闭症孩子成长的各种现实难题。同时，我也为那些与自闭症孩子打交道的教育者和专业人员提供技术支持。近年来，我遇到越来越多的家长心理平衡被打破，被自闭症的诊断所困扰，他们会忽然间觉得自己失去了生活的方向，心情低沉，焦虑不安，为孩子和家庭不可知的未来发愁。

他们面临的压力和困扰，一部分来源于信息超载。自闭症谱系障碍是目前诊断数量最多的一种发展障碍。美国疾病控制中心估计，其发病率在学龄儿童中可能高达 1 ∶ 50。针对自闭症人士的服务，各种各样的专业人员和干预计划纷纷出现：医生、治疗师、各类学校、各种校外辅导计划，不一而足。针对自闭症儿童的拳击训练、戏剧训练、野外训练营、宗教学校，还有瑜伽课程等。同时，还有一些毫无实际经验和专业素质的江湖骗子和投机家，包括若干有高级学历的人，都在卖力地推销自己的"神奇的突破性"的疗法。可是很不幸，现在的自闭症干预，总体上处于毫无章法的混乱局面。

这些情况给家长带来了更多的挑战：该相信哪位专业人员？谁能合理解释孩子的情况？哪种疗法能取得成功？该选择哪些饮食？该采取哪种疗法？该吃什么药？该进哪所学校？该请什么样的家庭教师？

就像别的孩子的家长一样，自闭症儿童的父母也想为孩子寻求最好的出路。但是，他们一直和自己不明白的一种发育障碍做斗争，不知道该朝着哪个方向努力。

40 多年来，我的工作就是帮助这些父母，从绝望转变为重拾希望，用真实有效的知识代替焦虑和无助，从疑虑重重变为坦然自信，帮助他们实现原以为不可能的目标。我曾与几千个被自闭症拖累的家庭一道工作，帮助他们重新架构与自闭症有关的各种负面经验，过上健康充实的生活。不管你是自闭症孩子的父母、亲戚、朋友，还是专业人员，我诚挚希望这本书能够给你提供类似的帮助。

我们需要彻底改变对自闭症的理解，一切要从头开始。我目睹了同样的现象一次又一次地重复发生：自闭症孩子的父母认为自己的孩子和其他孩子有根本性的区别，孩子的行为超出了可以理解的范围。他们最终认定：自己抚养孩子的各种本领和天性，对自闭症孩子根本不起作用。受到某些专业人员的影响，家长会把孩子的某些行为视为"自闭症式的"、不可接受的怪癖，下决心要努力消除这些行为，要像修理机器一样把孩子"治愈"。

我现在已然明确，这是出于对自闭症的误解，所用的干预方法也是错误的。我要传达的核心理念是：**自闭症人士的行为方式，不像一些专业人员几十年来宣称的那样，是毫无规则、偏执怪诞、错乱无序的。这些孩子不是从火星上来的异类。他们想要表达的事情，不像许多专业人员至今仍然宣传的那样，是毫无意义的，或者"毫无功能的"。**

自闭症不是一种疾病，而是一种人类存在的独特方式。自闭症儿童不是病人，他们所经历的发展阶段，是我们人类都要经历的。[⊖]**我们需要做的，不是设法改变他们，或者把他们"修理"好。我们需要做的是：真切无误地理解他们，并改变我们自己的所作所为。**

也就是说，帮助自闭症人士更好发展的最佳途径，是改变我们自己：改变我们的态度，改变我们的行为，改变我们提供支持的类型。

具体怎么做呢？首先，用心聆听。我曾经在最高研究机构从事学术研究，并在常春藤联盟的大学医学院担任教职；在数十种学术期刊和著作上发表过我的工作成果；也曾经在无数会议上发表过演说，我几乎在美国各个州都推出过工作坊，不仅如此，从中国到以色列，从新西兰到西班牙，我的足迹遍及全球。但是，我所获取的关于自闭症的最有价值的知识，不是来自大学教室和学术期刊，而是来自儿童和家长，其中几位具有出色洞察能力和表达能力的自闭症成年人士所讲述的个人经历，给了我特别巨大的启发。

英国的罗斯·布莱克伯恩女士所描述的生活感受，大概是我所知道的最具洞察力的自闭症人士的自述。罗斯经常像念咒一样反复说："如果我做的事你不明白，请你一定要问我、问我、问我！"

这本书要写的，就是我在40年的不停追问中所了解到的真相，即我通过反复的追问，终于真切地明白了自闭症人士的生活感受。

⊖　尽管有些自闭症人士伴随着一些医学并发症，包括胃肠道问题、睡眠失调、过敏症、耳部炎症等，但是大部分自闭症人士没有这些并发症，这些不是构成自闭症的必要条件。

忧心忡忡的家长们也有类似的一些疑问：孩子为什么总是摇晃身体？为什么反复背诵电视节目的台词？为什么痴迷于不停地操作百叶窗帘？为什么害怕蝴蝶？为什么盯着转动的风扇，一看就是几个小时？

许多专业人员把上述行为简单地归类为"典型的自闭症行为"。几乎毫无例外，专业人员和父母总是把终极的干预目标定位于减少或消除这些行为，例如不准再旋转身体、不准再挥舞胳膊、不准再重复某一句话，却从来不会去问一问：孩子的感受是什么？

在这里，我要告诉大家自己从事自闭症干预工作 40 年的切身经验以及从罗斯等人身上学到的感悟：根本就没有所谓的"自闭症行为"！这些都在人类的行为范围之内，是当事人根据自身经验做出的合乎人性的反应。

我在做工作坊和举办讲座的时候，经常对听众讲：我从没见过哪个自闭症人士做的事情，是所谓正常人从来不做的。很多人觉得半信半疑，于是，我现场提出挑战，请听众（通常是自闭症孩子的父母、教师和专业人员）举例说出某种在自闭症人士身上常见的行为，我会说明这种行为在典型发展的人身上也会出现。

听众中立刻有人举手："一遍又一遍地说一句话！"

想要吃冰激凌的时候，想要中途下车的时候，很多孩子都会重复某句话。

"他们在周围没人的时候自言自语！"

每天开车的时候，我都会自说自话。

"他们受到挫折的时候用头撞地！"

我的邻居家有个典型发展的儿子，在学步期他经常拿头撞地。

摇晃身体、自言自语、跳上跳下、挥舞手臂，这些事情我们都会做。

当然，区别在于，典型发展的人（尤其是年龄大了以后）很少会持续地、激烈地做这些事情。而且，真的这样做的时候，我们也不会当着众人的面出丑。

罗斯说，当她跳上跳下以及挥舞手臂的时候别人就盯着她看。人们看到一个成年人重复这样的行为会觉得很奇怪。罗斯指出，她在电视上经常看到很多人都会像她那样跳上跳下或挥舞手臂，因为他们中了乐透奖，或者赢得了一场游戏的比赛。她说："不同之处在于，我比其他人更容易兴奋。"

自闭症人士和我们一样都是人类，所谓的"自闭症行为"，也都属于人类的行为。

本书将要努力实现的是这样一个范式的变革：我们不再将自闭症人士的合理而具有适应功能的行为看作病理的症状，而是看作他们用来适应这个信息超载并且令人恐惧的世界，试图与他人沟通的应对策略。按照当前最流行的那些自闭症治疗体系，干预的唯一目的就是减少或消除"自闭症行为"。**我在本书中将要说明，更有效的干预方法是：提高自闭症人士的基本能力，教给他们必要的技巧，建构起应对的策略，提供实际的支持，以便能够预防问题行为的出现，并自然而然地产生适当的行为。**

拒绝儿童的这些行为，简单地把它们归类为"自闭症行为""异常行为""抗拒行为"（许多治疗师都这么说），于事无补。相反，我们应该试图接受并理解这些行为。我们应该问：这些行为由什么动机所引发？这些行为为哪些目的服务？自闭症人士做这些有点怪异的事情，对他们有什么实际的益处？

我没有现成的答案，但是我能提供更好地理解自闭症儿童、青少年与成人的方法。本书涵盖了40多年来我在不同背景、身处不同角色时的各种真实经历，包括早年在暑期夏令营项目中的工作，在大学和医院门诊部的任职，17 年的私人机构经历，多年来在世界各地的前沿培训工作坊与咨询服务。2015 年，我参与的周末家长聚会团体已经进入了第 20 个年头，我从家长们那里学到了很多东西，与他们建立了深厚而持久的友谊。还有，通过参与多场学术会议和培训班，我遇到了自闭症自主维权运动的领袖人物并与他们一道工作，其中很多人已经成为我十分珍惜的好朋友。

本书提供了一个全方位的视角。与同事们多年的研究与临床工作，与自闭症人士家庭和专业人士的合作经验，尤其是自闭症人士给我的启发，这些都是激发本书写作的源头。

40 多年前，我开始进入自闭症领域，为自闭症人士提供服务。那时，我迫切需要但是找不到一本这样的书。许多专业人员进入自闭症领域是源于一些私人原因，例如自己有个自闭症孩子或亲戚。而我的加入几乎是由于一个意外的事件。读完大学一年级，我在纽约一个打印店找到了一份不怎么样的暑期工作。当时我女朋友在一个特殊儿童和成年人的夏令营里教音乐。几个星期后，她打电话告诉我，夏令营有一个咨询师的差事空缺。于是，我提出申请而且被录用，马上就去上班了。我负责照顾一群有发育障碍的男孩，那年，我 18 岁。

我出生于布鲁克林，纽约州北部一个偏远的农村地区，颇有点原始的荒原味道。作为一个新手，我对工作中遇到的一些人尤其不适应。我的营队里有一个 8 岁的男孩，看上去面无表情，似乎不可靠近。但是，他有一个习惯：整句整句地重复别人说过的话。还有一个队员是一个男青年，大家亲切地称他为艾迪叔叔，由于他患有癫痫而正在服药，他说话总是要费很大的力气。他习惯于毫无道理地称赞别人："嘿，巴瑞，你看上去这、这、这么英俊。"

我觉得好像进入了一个另类的世界，在这里，个人的存在、与人相处都遵循着全然不同的法则。这个世界里的人们是我以前没有遇到过的。但是我很快就发现，自己可以很舒适地、彻头彻尾地享受与营友们的相处。

于是，我决定要加深对他们的理解。我特别想知道，为什么这些人在与人沟通、分享自己的情感和思想方面会遇到这么多困难？我们又能够怎样帮到他们克服障碍？最初的这次体验，激发了我去研究发展心理语言学、言语 – 语言病理学以及儿童发展，直到后来攻读传播学与沟通障碍的博士学位。

若是那时候就有这本书，我就能更好地理解从小一起长大的好朋友列尼了。列尼是个聪明的学生，高中时跳了两级。他很有音乐天赋，自学吉他，在我们这些凡夫俗子还不知道埃里克·帕特里克·克莱普顿和吉米·亨德里克斯是谁的时候，他就偷得了他俩的演奏技法，弹起来惟妙惟肖。

在我认识的人中，列尼特别有趣，同时，他又是最为焦虑不安、不假修饰、直率甚至粗鲁的一个人。他总是滔滔不绝地大谈自己智力的优越，所以人人都会离他远远的。长大后，他住在自己的单身公寓里，书架上分门别类地摆放着唱片和初版的漫画书，而且做了系统的标签。但是，厨房水槽里堆满了没洗的盘子，地板上到处都扔满了脏衣服。他的学术能力评估测试（SAT）得分属于优秀级别，后来获得了两个硕士学位、一个法学学位，但他长期处于失业状态，原因在于他与人交往时总是不断地出麻烦。

如果列尼跟你熟悉、充满信任并且有共同爱好，那么他就会成为最真诚、最忠实的朋友。当年我经常向周围的人解释，列尼与人相处的方式并无恶意，但是大家还是讨厌他的粗鲁和傲慢。直到几十年后我才意识到，他大概患有阿斯伯格综合征（阿斯伯格综合征在美国直到 1994 年才成为一个正规的诊断）。列尼 60 多岁就去世了，那时，我突然意识到：假如周围的人当初能够理解造成他的古怪行为和率直风格的真实原因，那么他这一辈子就不至于活得那么坎坷。

最后，我要说，我多么希望几十年前就能与迈克的父母分享这本书。

迈克是我最早认识的熟人家里的自闭症男孩，那时我是新出炉的年轻博士，在美国中西部一所学生众多的大学教书。迈克那年9岁，是英语系一位教授的儿子。像许多其他自闭症孩子一样，迈克也有所谓的刻板行为，他喜欢在眼前不停地翻动手指，长时间盯着手看，显得十分兴奋和着迷。他会长时间地坐在那里，因为手指的翻动似乎进入一种自我催眠状态。老师和家长总是千方百计地阻止他："迈克，把手放下……迈克，不要看手！"但是他不为所动，最终他学会了在做其他事情，比如弹钢琴的间隙，瞬间迅速翻动一下手指，并偷窥一眼，似乎从中可以得到莫大的乐趣。

有一天，爷爷去世了。迈克和爷爷关系密切，每个周末他们都待在一起。爷爷的去世是迈克第一次面对亲人的死亡。很自然地，他觉得非常困惑，十分不安，不停地问父母，什么时候才可以看到爷爷。父母告诉他：爷爷已经去了天堂，在遥远的将来，迈克也会去天堂和爷爷在一起。迈克聚精会神地听着，然后问道："在天堂里，小孩看手不会挨骂吧？"

这就是迈克心中的天堂：不是有飞翔的天使，竖琴上流淌着音乐，还有永远不变的灿烂阳光，这些都不是。天堂里的幸福，就是可以随心所欲地翻动并观看自己的手指，而不会受到惩戒。

这个简单甚至可笑的问题让我对迈克和自闭症有了深层的理解。我见过的成百上千的自闭症儿童都喜欢长时间注视某些东西，比如自己的手、随身的玩具、转动的风扇、花园里的洒水器等。我们可以简单地把这些都归类为"自闭症行为"。我们也可以换一种心态，细心观察、耐心倾听、仔细关注，也可以问一问孩子们：为什么要这么做？我选择了后一种做法，于是我开始明白，**刻板行为的背后具有一个十分合理的原因：这样做能让孩子感受到宁静，能让孩子感到自己具有预见性，能让孩子具有掌控感。有了这样的理解与洞察，自闭症儿童的刻板行为就不再显得那么古怪：这只不过是普遍人性的一种特异表现。**

本书讨论的范围囊括了自闭症的所有种类，涵盖了各年龄段自闭症面对的种种严峻挑战。我清楚地知道，有些类型的行为让人难以应对，各种后果可能十分严重。我亲自照顾过一些自闭症人士，他们感受到难以忍受的痛苦和挫折，因而很多行为具有危险性和破坏性，会对自己和他人产生意想不到的伤害。在帮助那些极端狂躁的自闭症人士时，我受过各种伤害，比如咬伤、撞伤、抓伤、手指骨折等。我照料的一些自闭症人士还有睡眠障碍，跟他们住一个房间，感觉度日如年。有些自闭症人士极度偏食，要确保他们有全面的营养摄入，真是困难重重，使我备受挫折。我处理的许多个案极具挑战：他们有的走失，有的离家，有的出于无意而伤害到自己和别人。

自闭症孩子的父母，长期处于压力和抑郁状态，身心俱疲。我不敢说自己感同身受，但是设身处地，我对他们的痛苦和恐惧，有深切的理解。对无数家庭的观察，以及提供支持的实际经验，让我明白，**即使在极端困难的情境之下，我们也要时刻清醒地认识到，我们对自闭症人士及其行为所采取什么样的态度和观点，对他们的人生，对我们自己的人生，都是生死攸关的问题所在。**

这就是我这本书要传达的主要信息：要用敬畏和爱心取代恐惧。前面提到的校长和音乐家，谈虎色变，其实不必。这是最近我在加拿大卑诗省纳奈莫市一个自闭症工作坊中所教授的中心议题。在两天的活动中，一个戴棒球帽的年轻爸爸和他的妻子一直坐在最前排，全神贯注地倾听，没有发言。工作坊一结束，他就冲上台，紧紧地拥抱我，头靠在我的肩头。

他说："你打开了我的眼界，我会感激你一辈子！"

我希望这本书也能打开你的眼界，并且打开你的耳界、心界。

我认识的那些自闭症儿童、青年、成年人具有一种特异的精神气质：他们对生活的热情，神秘的好奇心，真诚无瑕，天真无邪，都让我感动，我会用心捕捉并传达给读者。

我认识的自闭症人士和他们的家庭，都要克服重重障碍。在书中，我会描述这些困难。我希望读者能从我多年的经验和个人的体会中，学到一些真正有价值的东西。无论你是家长、亲属、教育工作者、专业人员，我都希望对自闭症人士的特异人性的深切理解，将会使你与这些极具个性的人们的相处更具深意，激发敬畏之心，收获喜悦。

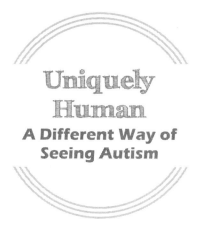

Uniquely Human
A Different Way of
Seeing Autism

第一部分

理解自闭症

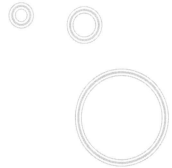

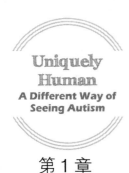
第 1 章

探究原因

看到杰西的时候，我最先注意到的是他眼中的惊恐和不安。

我在英格兰一个小小的学区访问的时候，听说一个 8 岁的男孩杰西从邻近的学区刚转学过来。他在那边得了一个坏名声，按照学校管理人员的说法，杰西有整个学区最为严重的行为问题！

其实，知道他的具体情况后，一切都容易理解了。杰西身体强壮，棕色的直发，戴着金属架眼镜。他有严重的社交焦虑，对触觉极度敏感，说话机械，发音困难。还在学步的时候，他被发现患有癫痫，说话的能力出现明显退化。他发声的时候只用喉咙，因此无人能理解，他会习惯性地把人和物推来推去，想要什么东西，只能牵着别人的手去拿。

因为不能清楚地表达自己的诉求，杰西经常发怒，自己也痛苦不堪。有时候，他在自己身上发泄沮丧和焦虑，用拳头反复捶打大腿和额头，身上经常伤痕累累。老师想让杰西从一个活动转换到另一个活动，他就开始拳打脚踢，剧烈地攻击别人。据原来的学校报告，杰西几乎每天都会有踢打、抓挠、咬人、用拳击打的攻击行为，发展到最后需要三四个成年人来把杰西按在地上制服，送进"反省室"独自待着。

老师认为，杰西的这些行为都是故意违反校规的捣乱行为，但是杰西妈妈的理解完全不同。她认为，这些行为就是杰西的沟通方式，是他的困惑、焦虑和恐惧情绪的自然反应。她向学校管理人员解释说：儿子有感觉异常的问题，对噪声和身体触碰非常敏感。但是那些人拒不接受这种说法，坚持认为杰西的行为属于故意的违抗。在他们眼里，杰西是一个固执、倔强、反抗权威的孩子。他们的意图就是想方设法来降服他，而他们熟悉的方法，与驯兽师驯马并无两样。

这些教育工作者是否曾经帮助杰西学习沟通呢？近乎为零。整个学区的政策是：首先关注对儿童行为的控制，这是头等任务；沟通没有那么重要。

他们的干预完全是南辕而北辙。

听多了关于他的可怕传闻，我很好奇，想要见见杰西。当我终于见到他的时候，丝毫也没有看到传说中的那些表现：没有故意挑衅，没有对人的攻击，没有对权威的违抗。我看到的，是一个惶恐不安、十分焦虑、时时刻刻准备采取自我防御行动的小男孩，而这一切完全可以理解。我还看到一个常见的情况：杰西高度的惶恐情绪和警备心态，表明了他所受到的伤害。**如果人们从根本上误解了自闭症儿童的行为，不论他们的用心如何，这种伤害都是不可避免的。**

这一切是怎么发生的？答案很简单：照料者忘记了追问原因，没有问"孩子为什么会这样"。他们既不用心聆听，也不仔细观察。他们从不站在孩子的视角理解孩子的感受，只是一味简单地试图控制儿童的行为。

很不幸，行为评估的方法，即根据一个缺陷清单来诊断自闭症，目前已经成为一个常规的标准。如果孩子表现出一些被视为"有问题"的行为，又有一些典型的特征——沟通障碍、交往和人际关系的困难、局限性的兴趣和行为，包括重复的仿说（即所谓的"回声言语"）、刻板地摇晃身体、拍打手臂、旋转等，人们就会断言：这个孩子有自闭症。专业人员一旦观察到这些"自闭症行为"，就用循环论证的方式判定某人有自闭症：瑞吉尔为什么总是拍手？因为她有自闭症。为什么会诊断瑞吉尔有自闭症？因为她总是拍手。

采用这种方法做诊断，就意味着把孩子定义为他的缺陷的总和。怎样做才能最好地帮到孩子呢？通过干预来控制或消除这些行为："停下来，别再摇晃身体！""闭嘴，不要重复说话！""安安静静地待着，别再拍手拍胳膊！"那么，成功的标准是什么呢？就是要尽量让孩子看起来像正常人一样。

这种方式无法实现对自闭症人士的理解，也无法真正提供有效的支持。这样的做法，是把自闭症人士视为需要解决的问题，而不是需要理解的人。这种方式对自闭症人士缺乏基本的尊重，也无视个人的感受和体验。设身处地的倾听，对自闭症人士试图表达的意图的密切关注，通过语言和替代的行为达到真切的理解，所有这些人际沟通的关键点，统统不在行为干预的考虑之内。

据我所知，这种方法不仅没有实际效果，最要命的是它经常让现实雪上加霜。

更有帮助的做法是加深理解：追问行为背后的具体动机，追问行为模式后面的根本原因。**比行为干预更有效、更合理的做法是追问原因：孩子为什么要摇晃身体？为什么要把玩具摆成一列？为什么在特定的时间做特定的事？为什么总是在眼前摆手？为什么有些行为出现在英语课上，而有些是在课间？为什么总是在生气的时候重复某些话语？**

情绪失调的挑战

通常来说，自闭症孩子举止怪异是因为他们受到了某种程度的情绪失调的困扰。当情绪调节良好的时候，我们学习做事、与人交往都会得心应手。我们在日常生活中参与各项活动时，总是力求高度警戒、精神集中，处于最好的状态。神经系统会帮助我们筛除过多的刺激，告知我们何时疲惫、何时饥饿、何时会遇到危险。由于自闭症人士的神经结构（大脑神经网络的工作方式）存在缺陷，特别脆弱，他们很容易受到情绪和生理失调的困扰，所以，他们会感受到更多的身体不适、情绪焦虑、思路混乱。学习如何应对这些情绪失调的挑战，对他们来说困难也更大。

显而易见，自闭症的一个核心的基本特征就是情绪调节和生理调节存在障碍。很不幸的是，专业人员长期以来对此视而不见，只是关注异常的行为表现而忽略了背后的异常原因。

想一想你认识的一位自闭症人士，思索一下哪些情况会导致他情绪失调：与人沟通的障碍，身处混乱嘈杂的环境，面对说话很快、动作很多的人，遭遇预期之外的变化，对不确定事情的过度担忧等。此外，对于触觉和声音的感觉过敏，身体动作和运动控制的障碍，睡眠障碍，各种过敏，胃肠道的问题，诸如此类的困难都会对他们构成挑战。

当然，并非只是自闭症人士会遭遇这些困难，我们所有的人都会不时处于失调状态。当众演讲可能会使人汗流浃背，双手颤抖，心跳加速；新穿上一件羊毛衫会让人浑身不自在，无法集中精力思考；你每天早上的常规生活，比如一杯咖啡、一张报纸、洗个热水澡，受到意外搅扰，一上午都会觉得浑身不自在；夜里失眠，白天不能按时完成工作任务，中午饭也没时间吃了，凑巧这时电脑也死机了，这些因素的不断积累能让人抓狂。总之，变得高度焦虑并不是难事。

作为人，我们都会遭遇这些挑战。但是，由于自闭症人士的神经构造问题，应对这些挑战特别力不从心。这就使他们处于更加不利的地位，也就是说，他们的焦虑阈限更低，所具备的应对策略也更少。他们当中很多人还有感觉信息加工的异常，对于声音、光线、触觉以及其他感觉，他们或者过度敏感，或者极度迟钝，因此，学习应对环境会变得更加困难。此外，处于情绪失调、行为失当的状态下，如何理解别人的异样眼光，是很多自闭症人士天生缺乏的能力。

情绪失调对不同人的影响方式有很大差别。通常情况下，自闭症人士的反应是直接的，具有强迫性。自闭症儿童的行为可能瞬间发生转变，找不到明显的原因。比如说，突然出现的巨大噪声，会让一个孩子瘫倒在地。我经常看到孩子拒绝进体育馆，进学校的餐厅，他们的老师会错误地认定这是一种故意捣乱的违规行为，是他们有意逃避学校常规活动的小伎俩。真正的原因通常是深层次的：那个环境中高分贝的噪声和极度嘈杂的场面，孩子根本无法忍受。

有一次，我参与了一个医院的学前自闭症项目，孩子们在教室吃午饭，把餐盘从餐厅搬到教室。有一天，我和一位老师带领这些四五岁的孩子去参观餐厅的厨房，让他们了解餐具是怎样清洗的。我们刚进门，那个巨大的洗碗机就忽然喷出一股蒸汽，同时发出一阵高频的、尖厉的嘶嘶声。所有的孩子都吓得一下子把餐盘扔到了地上，有的厉声尖叫，有的双手捂住耳朵，所有的人都往大门跑去。当时的情形就好像是眼前突然出现了一个庞然怪物，孩子们能做的就是逃命。

这就是情绪失调，突如其来，显而易见。

有时候，导致情绪失调的原因不那么明显。有一次，在我做咨询的一个幼儿园，我和戴兰在户外散步，他是一个 4 岁的自闭症小男孩。突然间，没有任何预警，戴兰瘫倒在地，拒绝继续前行。我轻轻地把他扶起来，拉着他继续往前走。没走几步，他又瘫倒在地。于是，我再次把他拉起来，继续走。这时候，我听到狗叫声，戴兰马上惊恐起来。在慌乱和惊恐状态中，戴兰试图逃离。我突然明白，在这之前，我没有听到狗吠的时候，戴兰高度敏感的听觉早就已经觉察到危险，尽管狗并不在眼前，而且我们普通人的耳朵也没有听到狗叫的声音。这也许会被人看成是拒绝合作、混乱无序或者反抗权威的行为，其实，这只是十分合理的恐惧表现。

这也是情绪失调。

许多自闭症儿童摆动手臂，或者是表达他们的兴奋，或者是让自己安静下来。每当康纳感觉愉快的时候，或者在活动转换时期感到焦虑的时候，他就做出用他父母的话说是"快乐舞蹈"的动作。他踮起脚尖往前走，往后退，同时在眼前摆动手指。早先有一个治疗师建议康纳的父母要对他发出坚定的指令："手放下！"如果他并没有听从，就说："坐下！坐在手上！"谢天谢地，康纳的父母并没有接受这个建议，而是帮助康纳给自己的情绪起名字，并提前预告下一步的活动是什么，从而减轻他活动转换的难度。

人们很容易不动脑筋地把摆动手臂、摇晃身体、用脚尖跳舞等等说成是自闭症行为，然后就感到万事大吉了。但是自闭症孩子的父母还有长期与他们一道工作的专业人员，需要做更多的事情。我们需要像侦探一样，观察、比较所有可能的线索，弄清楚某个特定行为的深层原因和直接动机。是什么让孩子情绪失调，是内部原因还是外部原因？是否可以直接观察得到？是否是感觉领域的问题？是疼痛、身体不适，还是创伤性的记忆？大多数孩子自己不能用语言做出解释，所以周围的成年人需要做出清晰可辨的梳理。

应对策略与调节行为

现在有一个很重要的二律背反，人们常常称之为自闭症行为的那些行为根本就不是什么缺陷，这些是当事人使用的应对策略，其目的是让他们感觉情绪调节得更好。换句话说，在很多情况下，这些都是优势。设想，一个感觉高度过敏的自闭症儿童走进一个嘈杂的房间，用双手捂住耳朵并前后摇晃身体，这类行为既表明他处于情绪失调状态，同时也表明他在使用应对策略。你可以称之为自闭症行为，也可以追问他为什么要这样做。答案是双重的，一方面，孩子的行为揭示了有什么情况不对劲；另一方面，他已经学会了一种反应，以便设法阻断导致焦虑的来源。不管我们是否意识到这一点，所有的人都会运用这一类仪式化的习惯来帮助我们进行自我调节，例如平复激动的情绪，安顿自己的身心，帮助我们更好地应对环境。比如说，你也像很多人一样，当众演讲会让你感觉焦虑。为了镇定自己，你可能深吸几口气，在演讲的时候前后踱步。深吸气和踱步并不是我们在公众场合的典型做法，但是看到你这样做的人大概不会认为你的行为是异常的。那个观察者会理解这是你在这种情况下应对压力的个人方式，以便镇定你的神经系统，完成演讲。

每当下班回到家里，我会立即检查邮箱，分拣邮件，把账单放一叠，杂志放另一叠，把各类无用的广告投进垃圾箱。如果你禁止我做这个重要的仪式化行为，可能需要费好大的劲，即使你成功地做到了，我也会感觉到相当不舒服，还是想要去做这件事。仪式是一种具有镇静作用的习惯，这就是我下班回家的常规。我妻子如果有一天过得不顺，或者心中有事，她就打扫卫生，整理家务。我回到家如果发现家里比往日清爽、整洁，我就知道她在受着某种煎熬。教会的服务包括让人感觉舒适的一系列仪式：唱诗、祈祷、象征性的手势和身体姿势，都是为了让人们放下忧虑，涤除尘念，从而上升到更高的精神领域。

对于自闭症人群，令人感觉舒适的仪式和应对机制多种多样：用特定的姿势活动身体，用不同的方式说话，把熟悉的物品带在身边，把物品排成队列，创造可以预测的、固定不变的环境布置等。在空间距离上靠近特定的人也可以成为一种调节的策略。

艾伦是个 8 岁的自闭症男孩，如果学校里的功课很紧张，那么放学回家他就会把两只手撑在桌上，不停地、有节律地原地跳跃。他的父母发现，他的跳跃强度和持续时间可以精确地反映学校生活的压力大小。我们知道，怀抱婴儿轻轻摇晃，可以让他们情绪安定。对于蹒跚学步的孩子，转着圈子奔跑，可以帮他们提神。我们成年人会用各种动作来调节情绪和生理唤醒程度。自闭症人士在情绪低沉的时候，会通过旋转、蹦跳、摇晃身体来提高他们的警醒程度。如果他们感觉过度兴奋，可能会通过大踏步地走来走去，打响指，或者盯着转动的风扇来让自己安静下来。很多人把这些简单地称为"行为"，我曾经无数次地听家长和老师们谈论哪个孩子有"行为"。难道我们没有行为吗？只是在自闭症领域，"行为"这个词不加任何修饰，就有负面的含义。老师会说："我们新来的学生莎莉有好多行为。"或者说，"我们正在努力消除斯科特的行为。"还有些人会用"stim"这个词来表示重复性的自我刺激行为，同样也具有负面的含义。过去几十年间，很多研究工作人员试图消除儿童的自我刺激行为，有的运用惩罚，有的甚至使用电击，作为消除自闭症行为的方式。

我们不应该把这些简单地看作是"行为"。大多数情况下，这些是应对情绪失调的策略。早在 1943 年，美国精神病学家里奥·肯纳最早介绍自闭症诊断的时候，就注意到了这些儿童的一个明显特征，他称之为"对于持久不变的坚持"。这个特征到现在仍然被看作是自闭症的一个定义性特征。确实，很多自闭症儿童试图通过控制环境的同一性来调节自己的情绪。这不是病理的症状，而是应对的策略。

有个叫克莱顿的孩子，从外面回到家中总要检查每一个房间的窗户，并把所有的窗帘拉到丝毫不差的同一个高度。这是为什么？他在努力控制他的生存环境，使之具有可预测性，在视觉上平衡对称，以便让自己感觉舒适。还有的孩子习惯性地吃同一种食物，挨个去关掉教室里所有的橱柜小门，无数遍地重复观看同一个 DVD 碟片，或者每天都坚持坐同一个座位。

像克莱顿那样的仪式化行为是否表明他患有重复性强迫症？实际上，自闭症和强迫症造成的影响全然不同。真正的强迫症行为，对当事人没有助益作用，它只会让自己感觉更糟糕。也就是说，反复洗手，或者离家之前将所有的凳子摸一遍，只会让这个人生活得更不容易。但是，自闭症儿童坚持穿同样的衣服，听同样的音乐，把物品固定排列，乃是因为他们已经习得这样做事会帮助他们的情绪得到调节，生活过得更容易。

有一次，一对夫妇带着他们7岁的儿子安东到我开办的诊所做初次评估，我和一个同事跟孩子互动了一段时间，对他做了观察，然后给了他纸张和彩笔让他自己去玩，以便我们和他父母进行谈话。

我们谈话的时候，安东聚精会神地作画，他非常仔细地一次拿一支彩笔，褪下笔帽，写下一个数字，然后再套上笔帽，把彩笔放回到盒子里；再拿第二支笔，再写一个数字，再还回去。如此这般地重复了几十遍。我们谈话休息的时候，来看他画的画，我感到非常吃惊。安东严格地按照顺序轮替使用7种色彩，把1到180之间的数字排列成非常复杂的网格状系统。他用数字的行列构成一个色彩斑斓的彩虹形状。这个男孩只能说单个的字，回应少数短句，但他能让自己安静地待上半个小时，集中精力创作这样一幅具有视觉力的作品。

他的妈妈告诉我："孩子以前从来没有画过这样的东西。"安东的画作表明，不仅他的心智比我能够想象的更加机敏、更加复杂，而且他还能设计出独特的方式来使自己的情绪处于良好的调节状态。

在这个陌生的环境中，等着周围的人（有些是陌生人）在他身边谈话的时候，他找到了一种身心安顿的有效方式。换一个观察者可能会认定他做的是自我刺激，但我认为这是自我调节，而且具有创造性。有的时候，一件物品可以帮助一个孩子自我调节。有个男孩随身带着一块黑色的光滑的小石头，这就与婴幼儿抱紧毛毯或者布娃娃从而感到安全，是一样的道理。这块石头让他感到宁静，即帮他自我调节。有一天石头丢了，孩子的父亲非常焦急："我们已经试过各种各样的黑色石头，但他知道这些都不是那块石头。"最后，男孩找到了替代品：一串塑料钥匙。

自闭症儿童往往会用嘴巴吸吮、咀嚼和舔舐特定物品，来帮助自己调控情绪。我们很多人习惯性地嚼口香糖，或者含硬糖块，原理与此类似。有个叫格兰的男孩，在幼儿园的草地上捡起树枝又舔又嚼，在教室里，他不停地咬着铅笔。据他妈妈说，他经常咀嚼自己的衣袖和衣领，所以他们家买衣服的花费很大。我在班级里观察格兰的时候发现：他寻找东西咀嚼的时候，往往都是他感觉情绪失调的时候，比如活动结构不明显的时候（课间休息）、活动转换的时候、噪声增加的时候。与他的作业治疗师合作的时候，我建议给他提供更好的咀嚼替代品：脆脆的零食（胡萝卜，椒盐卷饼）、橡皮玩具或皮管子给他嚼。我们也可以提供一系列支持行为来减轻他的焦虑和困惑程度。

作为调节因素的人

关于自闭症儿童的迷思有很多，其中最有害的一个是：他们是自我封闭的孤独者，既不需要也不会寻求与他人建立关系，这是完全错误的。事实上，**对很多自闭症儿童来说，与他人共处，尤其是身体的近距离接触，是他们情绪调节的一个关键因素**。莫凯恩一家最近移居到一个新的城市，他们 4 岁的儿子杰森到一个公立幼儿园上学，他的妈妈请求学校给孩子安排了运动的间隔休息，也就是每天有机会到户外或者体育馆一到两次，而且她要求杰森 8 岁的哥哥陪伴着他。她觉得这样做对两个孩子适应新环境都会有好处。这样做，杰森可以得到他所需要的每日活动，以便实现良好的情绪调节。而且，他还可以由于哥哥的在场，有一个熟悉而信任的人帮他调节情绪。

有些时候，自闭症人士会情绪失控，原因就在于某个特定的人不在身边。7 岁的男孩吉莫尔不停地问老师："妈妈在家吗？"有一个治疗师建议：老师只需要正面地回答一次，然后就拒绝回答这个问题。得不到老师的回答让吉莫尔更加焦虑，他的提问声音越来越大，越来越急切。于是，我建议换一种方法，把他妈妈在家里的照片贴在他的课桌上面，并反复地劝慰他："妈妈在家呢，放学后就能见到妈妈了。"这样一来，他就不需要反复地提问，而且有助于帮他安心做功课。

三年级学生卡列布有一个不同类型的伙伴：一个想象当中的朋友，他称之为史蒂芬。有时候在教室里，卡列布坚持要史蒂芬坐在他旁边的座位上。在操场上，他会假装与史蒂芬一起做游戏。他的老师说："卡列布只有在遭遇困难的时候才会启用史蒂芬，比如活动的转换、场景的转换或者嘈杂的背景等等情况下。"作为顾问，我在那里访问的时候，三年级的小伙伴告诉我："史蒂芬是卡列布'过家家'的朋友，因为他有自闭症，所以特地来帮助他。"这些孩子的理解很准确。很显然，卡列布是用一个想象中的朋友作为情绪调节的策略，这是他应对困难的一个策略。

那位老师问我："我们是否应该阻止他这样做？"我对她说："只要这不妨碍他参与学习活动，这个策略就是有用的。"随着卡列布朋友慢慢多起来，在学校里感觉也越来越舒适，他提到史蒂芬的次数越来越少，最后就再不提起了。

有些策略是使用语言的，很多自闭症人士表现出回声式语言，即重复说一句话。有时是即时的回声，有时是延迟的回声（见第 2 章）。这个行为也经常被简单地归入自闭症行为，被误解为毫无用处、毫无意义的废话。但是，回声语言对自闭症人士有许多实用功能，其中包括情绪调节。有一个男孩会反复地问："下午去游泳吗？下午去游泳吗？"我们可以把这个孩子不停地提问看作是病态的，并试图阻止他，我们也可以追问：他为什么要这样做？这对他有什么帮助？也许他需要让事情显得可以预测。所以，他的提问既是心情不安的信号，也是他所使用的应对策略，以便获取必要的信息，知道自己下一步的期待，从而降低他的不确定感和焦虑感。

有些自闭症人士不仅总是自己重复，还会试图控制、主导与他人的谈话。只管自己一个人滔滔不绝地大谈自己感兴趣的话题（比如，地理或者火车），而丝毫不考虑对方的思想、情感和兴趣，这也可能是一个失调的信号。如果一个人不能掌握社会交往的细微线索，他就会发现常态的谈话过程不可预测，因此充满了焦虑。而不停地大谈自己熟悉的、感兴趣的话题就可以提供一种控制感。

我常常发现，有些儿童还离题更远，他们会试图控制正在谈话的双方。有些孩子会给父母提示台词："妈妈，你问我'你要玉米片还是杂粮片？'，问我。"很多孩子在得到别人的回答之后，还要无数次重复提问同样的问题："你喜欢哪个棒球队？你家的车是什么颜色？你住在哪里？"如果我故意开玩笑似的说个错误答案，他们会立即纠正我。那么，明知道答案，他们为什么还是要问呢？这样做，可能还是试图要施加控制，增加可预测性，保持统一性，以便更好地面对社交性谈话所引发的焦虑情绪。同时，这也表明，孩子们有与人发生关系的强烈愿望，想要实现与他人的交往。

理解"自闭症行为"的重要意义

一旦我们理解了情绪调节和情绪失调在自闭症人士身上所起的作用，**我们就会很清楚地看到：用缺陷清单模式做干预，效果极其有限。**这种缺陷模式实际上会导致当事人产生更多的焦虑，尤其是当"治疗师"试图阻止当事人使用个人有效应对策略的时候，情况更加明显。这些方法把人的某些特征和行为界定为"自闭症式"，并且聚焦于"消除（治疗师专业术语）"它们。这些模式完全忽略了行为背后的真实动机，通常是指责儿童拒不服从、故意捣乱，而不承认儿童是在成功地使用合乎自己需求的应对策略——尽管他们的做法看上去是不合常规的。假如这些干预成功地"消除"

了儿童的行为，它们真正的功效就是剥夺了当事人的应对策略。

更好的方式应该是：认识到这些行为的价值，而且在需要的时候教给儿童其他的策略，让他们更好地进行自我调节。

在不理解其意义的时候，强行消除儿童的行为，不仅没有任何帮助，而且会无视当事人的尊严。更糟糕的是，这样做会让自闭症人士的生活雪上加霜。

11岁的露西面对的情形就是如此。她在公立学校的老师们报告说：露西不说话，具有很强的攻击性，经常毫无症状地就扑向老师和治疗师，抓他们的脸和脖子。作为学区的顾问，我用了一上午的时间观察露西，问题就变得很清楚了。老师和治疗师布置给露西的功课是重复性的匹配练习，他们一遍一遍地要她做图片匹配，或者根据口头指令去指出相应的图片。我很快得出结论，为什么露西会去攻击老师。一项活动进行到一半的时候，助理治疗师毫无理由地做出了指令的变更，她停止出示卡片，而是把露西的名字写在一张卡上，把它放在其他卡片中，让露西指认自己的名字。露西几乎是在瞬间扑向这个年轻的女治疗师，撕扯她的上衣，以示抗议。为什么呢？因为助理治疗师在没有任何提示的情况下，自行改变了游戏规则和活动结构。当高度焦虑的儿童极力追求用可预测的程序来理解周围环境的时候，一个突然的变化会让她手足无措，这是完全可以理解的。

为了检验我的理论，下午我观察露西和一个老师在学校的走廊上散步，我建议老师改变通常的散步路径。当那位女老师这样做的时候，露西立刻发起火来，冲向老师，抓住她的脖子和衣领，就像她上午所做的那样。

很显然，抓衣服的举止并不是攻击性行为，而是在极度困惑的时候寻求帮助的一种请求。露西并不是要害人，在一个熟悉的活动中间遇到了意外干扰，她变得更加焦虑和情绪失调，处于惊恐状态，才会有这样的举动。

周围成人的行为为何会成为情绪失调的原因

露西的经验表明，周围成年人的行为在儿童的生活中实际上会成为情绪失调的直接原因。以前做自闭症工作坊的时候，我会对家长和专业人员说："如果你发现自己就是孩子或学生情绪崩溃的直接原因，请举手。"在一阵尴尬的笑声之后，几乎每一个人都举起了手。我接着说，我们并不是坏人。我们的举动完全出于好心，比如说要孩子在一个嘈杂和具有挑战性的社交活动中再多待五分钟，或者要他们再多做两道数学题。但是，这就足以引发情绪崩溃。

当然，我们也可以扮演更有意义的角色来帮助儿童更好地应对。假如孩子对声音过度敏感，家长可以给孩子佩戴消减声音的耳机。有时，儿童会一遍遍地问同一个问题："下午去公园吗？下午去公园吗？"家长回答之后，他还会再问。这时，就不要直接回答，而可以说："让我们把回答写下来，写在我们的日程表上，这样我们就不会忘记了。"这样做，不仅认可了儿童的关切，而且会迅速让他得到肯定从而让他镇静下来；此外，还给他提供了一个模式、一种策略，帮助他在将来更好地进行自我调节。

通常，我们能够帮助孩子的最重要的事情，是确认孩子的情绪失调并提供支持。但是，老师们和其他人经常会忽略这个基本的做法。有一次，我在一个学校观察 8 岁的詹姆斯上课的情况。那一天对他来说特别困难，他是一个长着圆眼睛的瘦高的可爱男孩，他有时候会在毫无征兆的情况下情绪大发作，而且难以控制。他最喜欢的活动是去体育馆上体育课，在那里他有机会释放能量，让身体松弛下来。但是，那天体育馆恰好用于班级照相，自闭症儿童对于这种活动日程安排的改变很难适应，备感困惑。所以，那天他有理由感到非常沮丧。老师答应带他去散步，但是他不买账。

他对老师说："可是我要去体育馆活动。"

等我从另一个房间赶到那里的时候，詹姆斯的情绪崩溃已经变得十分激烈。老师把他带出教室，到了一个很小的咨询室。他钻到桌子底下，嘟嘟囔囔，拒绝从桌子底下出来。先前有个治疗师曾经建议老师们对于这类行为装作看不见，以避免因为关注而强化孩子的这种行为。当时，我提议给詹姆斯一个豆袋椅，因为这是他非常喜欢的；还有一个填充的玩具青蛙，平常他喜欢抱着这个青蛙，让自己镇定下来。他当时就像胎儿一样蜷曲在桌子下面，我把那两个玩具从桌子底下塞给他。

　　我很镇静地对他说："詹姆斯，我知道你今天不高兴，因为不能去体育馆。"

　　他回应说："不能去体育馆，我需要运动。"

　　我慢慢地也挤到桌子底下，靠近詹姆斯。我和他肩并肩地坐在一起，认可他的困惑和生气的情绪，并安慰他说："我们大家都不开心，因为知道你很难过。"他接受了我的安慰，慢慢地平缓下来，然后向我靠过来，最后他说："明天不照相，明天去体育馆。"我说："是的，明天你去体育馆。"

　　詹姆斯主动从桌子底下钻出来，平静地走出房间，要我陪他在走廊里散步。他的老师说："今天他恢复常态比较快，平日里他们对他的行为无动于衷的时候，糟糕的情绪会持续很长时间。"詹姆斯所需要的不是被他人忽略，他的反应很明确地告诉我们这一点。他所依赖的具有调节功能的活动日程突然间被打破了，游戏规则的改变没有任何预警，他的期待落空了。他需要有人站出来认可他的情绪，并提供支持。

　　快放学的时候，一个教师助理在走廊里叫住我，把詹姆斯带到我跟前。詹姆斯怀抱着他的玩具青蛙，跟我打招呼："巴瑞老师，我想跟你说再见，我的青蛙也想跟你说再见。"一个可爱孩子的友善表现，再一次让我眼里充满泪水。家长和老师可以起到很大的作用，至于正面还是负面，全看他说话的语气、能量的水平，让孩子可以预测还是令孩子猝不及防。如果一个陌生人，甚至是一个关系比较疏远的亲属，没有任何预警就试图来拥抱孩子，可能会引起孩子的防御反应。但是如果是孩子主动发起的行为，拥抱就不会成为负面的刺激。有一次，我英国的朋友罗斯·布莱克伯恩访问美国，我陪她做过几场演讲。我向听众做了介绍，当人们怀着极大的热情喊着"罗斯，见到你太——高兴了！"向她涌来的时候，她会迅速退后几步，像一个弹簧一样压缩回去，身体变得僵硬，表现出一个防御性的高度警戒的姿势。当人们远远地站开，语言和行动都和缓下来，罗斯的反应就会表现得十分镇定，自信满满。

有时候，给人提供最好的支持意味着要压抑自己的本能反应。芭芭拉每天下午三点去幼儿园接她 4 岁的儿子尼克。有一天，在路上车胎瘪了，等待拖车服务需要 45 分钟。她打电话给学校，但是尼克十分依赖自己的固定日程，所以她很担心尼克在等待期间会如何反应。他会惊慌吗？他会情绪崩溃吗？

当她终于赶到学校的时候，尼克坐在墙角的一个垫子上，狂躁地摇晃身体，神情迷茫，情绪失落，心烦意乱。所有的孩子都被接走了，他是最后一个。芭芭拉感觉非常焦虑，她想要冲上去安慰孩子，但是她没有那样做，而是缓缓地走向尼克，静静地靠着他坐下，她把握住分寸轻柔地说："尼克，亲爱的，妈妈在这儿。一切都很好。"慢慢地，尼克看着她停止了摇晃，应声说："妈妈在这儿，妈妈在这儿，妈妈在这儿。"他站起来拉着妈妈的手，领着她静悄悄地走出校门。芭芭拉很清楚，要帮助尼克恢复情绪，她必须首先调节好自己的状态。她的有意节制很好地体现了一个重要观念：**我们需要密切注意我们自己的行为，而不是一味地试图改变自闭症人士对我们的反应。**

聆听和建立信任关系的影响力

帮助 8 岁男孩杰西的成功经验让我学到很多。杰西在原来的学校出现了很多难以管理的行为，转到新的学校之后，我在那里做顾问，我们需要做很多工作来切实帮他。我采用的工作方式是打造有效的团队，而不是假定我一个人知道一切答案。家长、老师、治疗师、管理人员等，一道合作，在孩子的生活中提供支持，可以形成并实施最佳方案。杰西到新学校不久，新学校的工作团队就召开了第一次会议。大家最后达成共识，认为杰西的问题行为不是攻击性的，而是防御、恐惧和不知如何行动的困惑。

我对大家说："我们需要和杰西建立信任感。"杰西不会说话，原来的学校把服从命令作为训练的首要任务，而不是教他社交沟通，所以，他缺乏与人沟通的有效方式。他对自己如何使用时间无法控制，甚至不懂得如何期待接下来要做什么。那里的老师不会使用视觉日程表，没有切实帮助他形成按时做事的习惯。由于他的老师和治疗师们忙于规范他的行为，他就一直在挣扎中学表达，在斗争中学生存。

他已经习惯于经常处于情绪失调状态，没有办法告诉别人他的感受和真实的需求，他能做的就是竭力让别人离他远一点。在新学校里，工作团队马上着手教给他沟通的工具，例如，使用象征符号和照片的图片卡，总是给他选择活动的机会，从而能够保证他感受到一定程度的自主和尊严。我们给他做了一个日程表，让他知道什么时间完成什么任务。我们理解了他严重的感觉异常问题，于是一个作业治疗师制订了一个计划：使用各种感觉策略，帮助他调节身体和情绪状态。例如，他上午的活动安排是：他在教室一个相对安静的角落坐摇椅，作业治疗师给他双手涂上按摩油，给他做双手的按摩、前额的按摩。他发现深度的按摩压力可以使他安静下来。有一次，我曾经开玩笑说我们可以把这个房间称为"杰西SPA"。

在几周之内，工作团队就把杰西的各种照片和符号图片做成了一本沟通手册。他可以用手指出他想要的或不想要的图片，来表达他的各种需求（那时苹果公司还没有推出iPad）。沟通手册包括可以让他进行情绪调节的各种活动，例如，在体育馆跑步、头部指压、身体按摩、听音乐等。治疗师让他选择按摩的时候是按摩手还是胳膊，还教会他自己做按摩。学会沟通之后，杰西与同学和老师长时间的接触变得舒适愉快；在这之前，由于他处于高度焦虑和恐惧状态，任何人靠近他，他都会挥拳击打，让人保持距离。每天他有一部分时间在普通班级上课，有一个教师助理在旁辅助。几个月之后，他的老师报告了一个好消息：来到新学校之后，他第一次高兴地笑起来。在他生命中，他第一次在上学的路上感到兴高采烈。是什么造成了这种差别？在原来的学校，教职工关心的是让杰西学会服从，遵循他们预先制订的计划，而不是聆听杰西的愿望，教他沟通的方法。新学校关注的焦点是社交沟通，找到切实有效的方法来帮助杰西调节自己的情绪状态。新的团队使他掌握了生命中的一种控制感，不是无边无际的、完全开放的选择权，而是在可预测的结构中做选择。新的团队教会他独立做事，从而获得良好的自我控制感和情绪状态。团队使他理解大家都在那里支持他，而不是去控制他。

当然，他仍然面临许多挑战，但是随着时间推移，杰西不再那么封闭。此外，不管是在班上、在人群中，还是一个人独处，他都能明显地感受到更多的愉悦。在初中，杰西继续取得进步。他做了两件事：与一个同学一道，收拾班级的废纸用于废物利用；他还给各班分发邮件。因为杰西阅读能力有限，学校的老师们制作了一个用色彩编码的工作表，帮他分拣邮件。在这个过程中，他有机会与同伴和成年人互动。通过使用一个语言生成器，杰西每天在分发邮件的时候能够跟老师们做简短的对话。

没有了情绪发作，没有了打人，没有了抗拒。因为有了大量的信任，所以有了许多的微笑。

过去杰西天天处于恐惧状态，浑身伤痕，远离人群。现在，他在学校的商店里做店员，向学生和老师卖饮料和零食，学会了收银和找零。初中毕业的时候，他由一个朋友陪伴着参加了毕业舞会。后来，在高中，这个男孩给化学老师做助手，他的焦虑情绪和怪诞行为一扫而光。通过使用视觉提示，杰西完善地管理着实验室里的烧杯和试管。他的老师高兴地说：

"实验室从来没有管得像现在这样好。"

杰西的妈妈在他 8 岁转学的时候表达了对原来学区的失望，对杰西所受的待遇备感挫折和愤怒。在杰西 10 岁时的一次团队工作会议上，他妈妈面对由一群治疗师、教师和管理人员组成的团队，眼含泪水说："是你们救了我儿子的命。"这一幕，到现在我还记得很清楚。

如果我们真的做到了，那不是通过英雄般的创举，也不是什么了不起的学问，而是因为真正为了改变杰西的处境，我们认真聆听，我们仔细观察，我们反复探究原因，我们根据所见所闻随时调整工作方式。我们弄明白了是什么让他情绪失调，我们帮他找到了有效应对的策略和工具，从而让他对自己的生活有了一定的控制感。

如果这个办法对杰西有效，那它就可以帮到几乎所有的孩子。

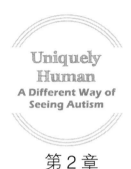
第 2 章

用心聆听

大卫教会我聆听。

大卫是一个活泼、快乐的 4 岁小男孩，总是处于活跃的运动状态，就像弹珠一样不停地跳来跳去。我当时还在读书期间，通过观察他在幼儿园教室里的活动，我逐渐明白，尽管他有言语，但他所有的话语形式都是回声式的。与正常儿童的典型、创造性的语言不同，他的话语是别具一格的。有时，他会重复别人刚说的话，有时，从他嘴里蹦出来的语句与当前情境毫无关系，甚至是完全不可理解的。他的回声言语可能是即时的听觉反应，也可能是数个小时、数天甚至数个月之后的延迟反应。

大卫对物体表面的纹理和触觉感受很迷恋，他对我的毛衣有浓厚的兴趣。有一天，我们两个在拼拼图，我试图让他学会动作的轮换，但我发现他心不在焉。正如多数幼童一样，大卫也毫不掩饰自己的兴趣，他开始一个一个地揪我袖子上的小球，然后揪前胸的小球，举到眼前仔细看，还用拇指和食指捻来捻去。我没有表示抗议，而是决定跟着他的兴趣走。

我说："大卫，看，这是一个线球。"

他重复说："这是这是一个线球、线球、线——球。"

我细心观察着他一边高兴地玩毛线球，一边玩弄着线球这个词的发音，看上去非常喜欢发音时嘴唇的感受："这是一个线球、线球、线球！这是一个线——球！"

很明显能看出来，手指的触觉和嘴唇发音的配对让大卫十分兴奋，所以我发现这是吸引他注意的好办法。第二天，我带了一盒棉花球，这让他十分高兴。我把棉花球放在房间各区，设计了一个游戏场景，让大卫根据我的指令去找棉花球，比如，摆在椅子上，压在毛绒玩具底下等。很明显，物品的表面纹理会使他产生高度的兴趣，投入当下的活动，热切地和我产生联结。把活动强加给他可能会引发对抗，但是，跟随他的兴趣和能量，就可以让大卫产生积极性，甚至可以长期坚持，最后找到他自己的沟通方式。

有一天，我们让孩子们用油画颜料进行艺术创作，不过不是用油画笔而是用海绵球蘸颜料。课后，大卫在教室地板上发现了许多海绵边角料。就像以前处理线球那样，他一个一个地把海绵球捡起来，仔细观察，然后用大拇指和食指捻来捻去，享受那种质感。

我说："那是一片海绵。"

他回声说："这是一片海绵，这是一片海绵、海绵、海——绵！"

在这里，我又发现，手指的触觉和唇部发音的配对让他感到特别愉悦，他双手紧握住海绵球，眼睛看着地板上的海绵球，他开始在房间里踮起脚尖跳舞，嘴里不停地说："这是一片海绵，这是一片海绵、海绵、海——绵！这是一片海——绵！"

　　真正让人大开眼界的场景出现在第二天。到第二天的时候，教室已经打扫干净了，所有的绘画作品都搬走了，地板也被吸尘器吸得一尘不染。然而，当大卫走进教室后，尽管地上空无一物，他仍然很精确地走到他在前一天捡到海绵屑的那些地方，再次踮起脚尖跳舞，转过头看着我，说"这是一片海绵、海绵、海绵！这是一片海绵！"

　　试想一下，如果一个陌生人正好在这教室里，看到这一幕他会怎么想？请设想一下：看到一个小男孩蹦蹦跳跳地走进教室，不是静静地坐着，而是踮着脚跳舞，喋喋不休地说着海绵之类的话，这位观察者可能很轻易地认为这种行为十分荒唐、毫无意义、完全不可理解。这位观察者可能会质疑大卫把握现实的能力，至少会认为他不理解"海绵"这个词的意义。

　　但是，如果你了解前一天绘画课上的情形，如果你知道我和大卫的对话，如果你明白大卫对各种纹理质感的偏爱，那么，你就会确切地理解这一天的事情。这个小男孩是在叙述前一天的经历——不仅是绘画课上的各种事情（绘画时所使用的材料），而且更重要的是他当时的情感记忆。

　　他是在讲故事。

回声言语新解

　　具有言语功能的自闭症人士，往往有一种倾向，就是无休无止地重复一些单词、短语或长句。确实，回声言语是诊断自闭症的一个典型特征。父母在会说话的孩子身上最初发现的问题就是：他们不是用自己的话回应别人或者发起交谈，而是重复别人所说的话。

　　母亲：甜心，你想要出去玩？
　　女儿：你想要出去玩？

自闭症儿童最初的交谈有很多表现形式：孩子重复刚看过的视频片段、地铁里的广告词、老师的日常问候，甚至是父母在家吵架时用的只言片语。几乎任何东西都可能变成孩子的回声。儿童在极度兴奋、痛苦或者愉悦状态下所听到的话语，似乎可以扎根生长，成为回声言语的源头，似乎儿童是用回声来复现当时伴随着的情景状态和个人情绪。

有一次，一个同事让我去参观一所小学，以便对一个名叫伊丽莎的五年级自闭症女孩提供建议。我到教室的时候，老师示意我进去坐下。但是，当我接近伊丽莎的时候，她的脸上突然表现出惊恐，并说："碎玻璃！"

我是不是听错了？碎玻璃？但我还是用最和善、温柔的方式靠近她，在她身边坐下，她还是说："碎玻璃！碎玻璃！"一边说一边用眼角的余光斜视着我。

我查看她的手，确定她有没有受伤，这时老师说话了，她对伊丽莎说："别担心，巴瑞是个好人，他今天只是来看看。"

伊丽莎原样重复："巴瑞是个好人，他今天只是来看看。"

这似乎令伊丽莎安静下来，但我更加疑惑：伊丽莎的情绪感受是什么？伊丽莎说碎玻璃的时候，她的内心发生了什么？她在表达什么呢？和我有关系吗？还是毫无意义的乱说？为什么老师用这种方式回应呢？

后来，我去问老师，她解释说：伊丽莎两年前在操场上被碎玻璃所伤，从那以后，她就用"碎玻璃"来表达她的任何一种焦虑或恐惧。

这位老师理解伊丽莎的意思，就像我完全理解并高度欣赏大卫对海绵的兴趣。熟悉自闭症的家长和其他成人，通常能准确把握儿童要表达的意思和背后的原因。比如，"哦，这是他去年看动画片《海绵宝宝》时记住的一句话。""这句话是上个月消防演习的时候，他老师说的。""这句话是上个月我给他洗澡的时候说的。""这是综艺节目《猜对价格》里主持人说的话。"

然而，同样是这些家长，在听了一些所谓专家对回声言语的病理学解释之后，可能会心生忧虑。这些专家告诉家长的是，回声言语属于自闭症行为，是病理化的人格特点，是阻碍儿童表现"正常"并融入社会的绊脚石。

这些说法从根本上说是错的。

从表面现象看，似乎确实是这样，而且许多家长担心持续的回声言语会妨碍孩子与小伙伴交往，不利于孩子建立友谊，影响孩子在校学习。回声言语会让孩子孤立，使他显得古怪、不合群、不可理喻。

有些专业人员不断强化这些负面印象，他们将这种沟通方式称作"傻子言语"或者"视频言语"（因为非常多的回声言语来自视频或 DVD 中的影视作品），并且致力于用各种办法武装家长，设法消除回声言语。

在我职业生涯的早期，教师和专业人士通常都是使用严厉而负面的干预技法，阻止自闭症儿童使用回声言语。一旦儿童使用"傻子言语"，治疗师立即发出巨大的、让人十分难受的噪声，比如，在孩子的面前使劲拍手，这种做法就像是在制止狗叫。在我参观过的一所学校里，老师们会把柠檬汁挤到孩子嘴里，以惩罚他们的不当行为，提示孩子像别人一样照规矩说话，不要偏离主题。最近的一些做法已经有所缓和，比如，有些人主张采取忽略的措施（称之为"有计划的忽视"），还有的专家教家长在孩子面前竖起食指，发出严厉的指令："安静！"或者"不要说话！""不要说傻话！"所有这些方法，目标都是一样的：让孩子住口。

长久以来，我都觉得这些做法是错误的，这些专业人员完全没有理解回声言语的实质，他们开出的处方不仅本末倒置，而且贻害无穷。他们的意图在于让自闭症孩子行为变得"正常"，但这些"专家"对孩子在沟通方面的努力完全视而不见。更有甚者，他们实际上是在阻止孩子学会交流，进而与世界发生关系的合理进程。

我怎样理解回声言语

　　获得言语－语言病理学硕士学位之后，我很快找到了一个看上去非常理想的工作，在纽约布法罗儿童医院的自闭症项目做实习治疗师（现在的人们可能会怀疑 1975 年就有这样的项目，但是我可以发誓，它确实存在，而且品质优异）。那年，我作为言语－语言治疗师，所负责班级的 5 个男孩都是自闭症儿童。那时，我在做一项探索性的研究，对这些儿童进行观察，以便弄清回声言语在他们沟通与语言发展过程中所起到的作用。

　　我研究回声言语的原因之一是：对自闭症儿童做评判的那些人往往不是言语－语言发展或儿童发展的专家，他们是行为治疗师，专注于开发降低儿童不当行为的频率、增进适当行为的干预项目，其中大多数认定回声言语属于不当行为的范畴，而其实并没有真正理解回声言语。用罗斯·布莱克伯恩的话说，他们从未想探究行为背后的原因。

　　那时，我的猜测是：回声言语并不仅仅是偶发的或故意违抗的行为，我的经验以及我在心理语言学、言语－语言病理学方面的训练告诉我，回声言语绝对不只是没有意义的"鹦鹉学舌"。我相信回声言语是有功能的，我的意图是检验这个假设。

　　那时，在相当虚构化的人为操作的实验室条件下，很少有关于回声言语的研究。我的研究属于社会－语用学的研究，也就是说，我研究儿童在日常活动和日常情境中如何使用语言。我在课堂上观察儿童，在家庭生活中观察儿童，孩子们在操场上跟同伴和兄弟姐妹互动的时候，我给他们录像。简而言之，我在他们的实际生活中进行观察并聆听他们的话语。

　　这是我第一次与如此众多的使用回声言语的自闭症儿童一道工作，随着了解的日益深入，我发现没有一例是使用无意义言语的，所有这些孩子都在尝试进行沟通，回声言语的确具有其他功能。经过与他们父母的交谈，我发现他们也持有同样看法。首先，我在大卫身上找到根据，就是那个喜欢海绵球的孩子。每次当老师和助教对大卫用负面的方式进行告诫的时候，他的反应同样也是负面的。他会绕着教室转圈，用警告的语气和很强的负面情绪重复说："不许摔门！不许尿墙！"

这些话语把整个故事讲得很清楚：他这样说不是给别人下命令，也不是毫无意义的"傻子言语"，虽然不得不承认当时在场的成年人听了都忍俊不禁。大卫不止一次被训斥，而这就是他对当时社会情境的认可方式。重复说"不许摔门！不许尿墙！"就意味着他完全理解当下老师正在责备他。他现在所做的事情与摔门和尿墙类似：都是在教室里做不许做的事情。他这样说话是用自己的方式表示"我明白"。

我体会到回声言语还传达了重要的情感信息。有一天下午，班上的另一个孩子杰夫跟往日相比显得无精打采，但是，由于他那时还不能直接沟通，我们不明就里。接下来，他离开座位，趋近房间里的一个又一个成人，面对面地去发出一个以前没有发出的声音："嘟—啊——！嘟—啊——！"他一边发"啊"的声音一边把嘴张大，使劲往下压下巴，整个下午他都在做这件事。他在房间里转一圈，跟每一个人都目光对视，重复"嘟—啊——！嘟—啊——！"回到座位后，接下来再次重复同样的行为模式。我最初的猜测是：他是在试验这些发声，体会各种声音与口腔的共鸣。不管我如何努力，我都不能解开他的话语之谜——尽管很明显，他的举止、他的表情、他的坚持都表明，他在试图传达某种东西，他在寻求并期待着某种反应。

第二天，杰夫又开始他的"嘟—啊——"行为，老师打电话给他妈妈询问原因，妈妈不假思索地回答："噢，我们觉得他可能得了感冒。"

我们都屏息以待："还有呢？"

"嗯，每次我发现他生病，我都告诉他张开嘴巴大声说'啊'。"

事情完全清楚了，杰夫是在告诉我们他生病了，他患了感冒，很可能咽喉疼痛。在他当时所处的发展阶段，他不能用语言来解释这一切，所以他为我们表演了这个场景，扮演了在家里妈妈与他沟通的情景："Do'Aaah!'"

离开了生活的真实背景，这个声音显得毫无意义，无非是一个小孩在发一些怪声而已，但是我们穷追不舍："为什么呢？"通过细心地聆听和探究，我终于完全明白了杰夫的意思。

那一年，我花费大量心血聆听那些孩子，申请了教育部特殊儿童教育署的一个联邦资助项目，我对这些儿童的日常活动进行录像，多达 25 盘磁带。其中包括学校的课外活动、午餐、个训、集体治疗，在家中与兄弟姐妹、父母的沟通交往，为时整整一年。我用了好几个月的时间进行细致分析，鉴别出 1009 个独立的回声言语片段，而且进行了分类编码（好的学术研究就应该这样做），共分为 7 大功能类别。例如，即时的回声（即儿童在现场重复话语）；延迟的回声（即回声言语发生在数小时、数天甚至数年之后），也可以称之为印迹。[⊖]

最终的结果是：**这些孩子在使用各种各样的方式尝试进行沟通，有时他们在确认自己的理解；有时他们在进行轮换，如同在交谈中一样；有时他们重复话语，在练习他们以后说的话；有时他们重复某些声音，是因为这些声音能使他们安静下来，好像念诵咒语一样；有时他们是在自言自语，似乎是对过程和情境进行思维的分解，以便进行自我确认。**

换言之，他们使用语言的目的与我们这些所谓正常人并无两样。

我们需要做的是：聆听、观察、留心。

替代的沟通方式

这些年来，我聆听得越多，就越有能力辨别和理解自闭症儿童的回声

⊖　在此项研究中，我特别关注即时的回声言语，后来我与我的学生派特里克·雷德尔分析
　　了延迟回声，并且得出了相似的结论。

言语。如果以我们能否对其意义和功能进行解码为标准，回声言语是否显得缺乏意义？当然如此。但是，在大多数情况下，如果我们用心聆听，再加上类似侦探性的研究，我们会发现，这些儿童确实在沟通，当然，是用他们自己独特的方式。我自己的研究已经证实了这一点，其他研究者也发现了相似的结果。⊖

例如，艾丹是个可爱的 3 岁自闭症小孩，他的主动口语能力明显落后，但是，却表现出录音机一般的回声语言能力。正常发展的儿童的词汇量是一点一点增长的（例如，爸爸、妈妈、宝宝等），然后开始构造短句（例如，妈妈抱、爸爸吃点心等），而艾丹却能够说出完整的短语和句子，甚至有一些具备非常复杂的语法结构，这让他的父母很吃惊。在他 4 岁的时候，他对人打招呼不是说"嗨"或者"你好"，而是引用他喜欢的电影里面的台词，他会歪着头，忽闪着大眼睛，问对方"你是个好女巫还是个坏女巫？"

当然了，这是电影《绿野仙踪》中的经典一幕，北方女巫格琳达就是这样问候多萝西的。那是一个戏剧性的时刻。多萝西刚刚降落到名为奥兹的矮人国度，有一个逐渐胀大的气球出现了，气球越飘越近，越飘越大，然后突然间气球消失，格琳达出现。格琳达看上去像个仙女，穿着长袍，手持魔杖。她走向多萝西，说出了那句著名的台词："你是个好女巫还是个坏女巫？"

向一个陌生人打招呼，这的确是一个再好不过的学习样板。艾丹并不是在说一些不可理解的话，他把握住的是一个人与他人相遇时最本质的东西（后来他的老师和治疗师教给他使用更合乎常规的问候语："嗨，我的名字是艾丹。"他的妈妈对此当然十分感激，但同时，她仍然怀念儿子原来那种独具风格的问候语。）

⊖ 受到我的研究的激发，Marge Blanc 也关注了这个问题，参见她的著作 *Natural Language Acquisition on the Autism Spectrum: The Journey from Echolalia to Self-Generated Language* (Madison, WI: Communication Development Center, 2013)。

　　有时候，儿童使用回声言语来应对某种经历，有时是特别世俗的经历。波尼就是一个好例子。他是一个非常活跃的孩子，他用于沟通的主要成分就是非常热情地重复他从别人那里听到的话，尤其是从他妈妈那里听到的。他让人称奇的能力是，再现说话者的声音和语气。几十年前，我在他所在的幼儿园工作。有时候，我会在洗手间里碰到他，这时，我会突然听到他的声音从某个隔间里传出来，而语气酷似他的妈妈："儿子，完事了！擦屁股！"

　　很多情况下，儿童用回声言语告诉我们他们的所思所想，但是所用的方式往往令人费解。凯尔是个自闭症男孩，有一次，他和爸爸去罗得岛州上的纳拉干海湾驾船游玩，也邀请我同去。那天下午风和日丽，我们在一个小山坳下了锚，船板上的凯尔突然坐立不安，焦躁地不断从船舷上往水里窥探。

　　"没有狗？狗咬人！"他不停地喊道，而且声音越来越急切，同时回头看着他的爸爸，"没有狗？狗咬人！"

　　没有狗？我们是在海上，附近没有其他船只，没有人，也没有动物，只有海浪和风。他到底在说什么呢？他爸爸确切地理解儿子的意思："他是在问是不是可以下水游泳。"

　　我要他父亲做解释，他告诉我："凯尔怕狗，每当他为自己的安全感到焦虑时，他总是这样表达'没有狗？狗咬人！'。现在他想要到浅浅的小山坳去游泳，但是他不能确定是否安全，所以他才这么问。"通过这句短语，他完成了三件事：表达他的恐惧，请求他父亲的准许，确认安全性。当他父亲回答说："没问题，这里很安全，没有狗。"凯尔欢天喜地跳下水去。

每个家庭都有一种语言

　　正如上述故事所表明的，回声言语带给我们的教育不仅涉及语言和沟通的发展，而且涉及如何抚养孩子。很多家长把医生和治疗师当作抚养儿童的专家，向他们求教如何理解自己的孩子。随着时间的逝去，我现在越来越清楚地认识到，**应对自闭症最好的方法其实是那些以家庭为中心的方法，几乎没有多少例外。家长对自己孩子的理解总是超过任何其他人。而且，在许多年不断积累起来的无数共同经验的基础上，每一个家庭都会形成自己的语言：它自己熟悉的短语、专有名词、特定的指称。换句话说，每个家庭都会形成自己独有的文化，从而使共同的沟通、理解和支持成为可能。**

每个家庭都有自己原生态的文化，任何一个外来者都很难走近它，所以，与其是家庭仰仗外来人员（例如专业人员）来理解家庭事务，不如说是专业人员需要仰仗家庭成员来理解这个家庭。

每当家长要我解释他们孩子重复使用某些语句的习惯（或者其他类型让人费解的行为）时，我的第一反应总是把问题还给他们："嗯，你是怎么想的？"通常他们会告诉我，至少也会提出一个合理的猜测。无论如何，通常他们都会提供关于孩子的重要信息，而我对此一无所知。在这个过程中，他们对孩子的真切了解总是能得到验证。

在一项研究中，我向家长分发问卷，请他们就回声言语发表见解。几乎所有的自闭症儿童都使用回声言语，而他们的父母都有自己的解释："有时，他这样做是提示自己以便更好地理解。""有时，他使用回声言语来提出要求。""他不明白的时候，就会说这句话。""使用回声言语的时候，他的意思就是'是'。"几乎所有的家长在孩子的回声言语中都找到了意义。

回声言语是一种学习策略

对很多自闭症儿童来说，回声言语实际上服务于一个更重要的目标：它是语言获得的一条通路。简而言之，它的机制是这样的：**自闭症儿童在沟通上有困难，但他们往往具有记忆的优势，所以他们学习语言的方法是**

听到以后不断重复，无论是即时的，还是延迟的。 随着自闭症儿童在社会、认知和语言方面的不断成长，他们开始归纳语言的规则，但是归纳的方法与正常发展儿童不同，他们是使用回声言语，以便把言语的记忆组块进行拆分。

当然，这绝不意味着这是很容易做到的。我常常告诉家长们：尽管回声言语也是功能性的言语，而且对孩子的沟通发展至关重要，但他有时候也会让父母们抓狂！如果你的女儿把动画片《玩具总动员2》中的某一句台词重复了50遍，你的脑袋可能就接近爆炸之前的临界状态。如果你的儿子总是对你说："不许摔门！不许尿墙！"重复到一百遍的时候，你可能就要忍不住去摔门了。但是，**一定要记住两件事：第一，这种沟通方式对孩子来说具有重要意义；第二，这是不断演进的发展过程的一个必经阶段。** 随着时间推移，尽管每一个儿童发展的进程和速度会有明显的差异，但当儿童的创造性语言系统得到发展时，回声言语极有可能减少。

父母和其他成年人可以帮助儿童使用更加具有创造性的语言来替代回声言语，具体的方法包括：对孩子说话时尽量使用简单明了的语言；把孩子的回声言语组块分成更小的词句片段来使用；说话时伴随手势；引进视觉支持；用文字作为辅助。

例如，爸爸对女儿说："到冰箱里去拿牛奶和饼干。"孩子通过重复整个句子或句子的一部分作为回声言语来回应，这时爸爸就可以把整个句子分成若干片段："去冰箱那里（手指）。拿牛奶。打开盒子。拿饼干。"

另外一种策略是：引进照片、图片、文字，来辅助口语的使用。这样就可以帮助儿童更快更好地理解，从而减少回声言语作为理解策略的必要性。

有些儿童学习写字或打字来表达他想说的话，这样就可以改进他的语言生成能力，而不必过多地依赖对语音组块记忆的提取。大多数自闭症人士都倾向于使用视觉方式来表达和理解语言，而不仅仅使用听和说的各种方式。承认并理解回声言语的沟通意图和功能十分必要，同样重要的是：帮助儿童学会更具创造性的语言，学会更为规范的沟通方式。

很多儿童幼年相当刻板地使用回声言语，长大以后会用得越来越少，但是，当面对挑战情境和情绪失调的困难时刻，他们又会退回到回声言语。伊利亚在读初中，他对学术性功课极其头痛，尤其是对那些需要高度抽象语言理解的功课简直毫无办法。他上的是一个普通的公立初中，通过普通班级的融合，常态化的社会环境对他很有好处。整体上说，除了那些挑战性的功课让他感觉头痛和压力很大之外，他在学校里过得不错。他是百老汇音乐剧的超级发烧友，特别钟爱《狮子王》。当焦虑程度增加的时候，伊利亚会在历史课上站起来声嘶力竭地高唱《狮子王》里的主题曲《生生不息》，首先是用英语，接下来是用德语（德语的唱法是他从互联网上找到的视频中自学的）。

我在那所学校做顾问，学校的老师们很想鼓励伊利亚的创造性精神，但是，在历史课上放声高歌又是他们没办法应付的事。于是，我就问伊利亚为什么在上课的时候唱歌，他的解释是这样的：老师讲课太快，他实在跟不上。他已经难以让注意力集中，于是唱歌就成为伊利亚进行情绪调节的一种方式，唱歌只不过是另一种形式的回声言语，有些专家称之为"印迹"。伊利亚并不是行为怪异，也没有发疯；他是在设法应对，这跟我们感觉郁闷或紧张时在大脑中一遍遍地播放心爱的小曲是一样的道理（当然，我们不会当众引吭高歌）。

我与老师、家长和学校管理人员一道想出了一个干扰性较小的方式来帮助他舒缓压力。除了唱歌之外，伊利亚还喜欢画《狮子王》中的角色，所以我们让他上课时带一个画板，后来换成一个小的白板和画笔。这样，当他感觉焦虑的时候，就可以不出声地作画而不是唱歌。

还有一个少年贾斯汀是一个有天分的画家，他也从这种替代的表达方式中获益。他 11 岁的时候，当地一个小咖啡馆同意展出他的画作。他的父母非常重视这个机会，以便提升他的社交能力，所以安排大量的时间让他练习如何招呼可能到现场参观的朋友和陌生人。展览开张的那天晚上，他对最先到达的客人们非常礼貌地招呼，一一握手。但是，当越来越多的人到达咖啡馆，贾斯汀变得越来越焦虑，以致接近崩溃。这时，他不再跟人打招呼，而是问："你喜欢的动画人物是谁？"（贾斯汀喜欢动画，他的很多画作都是动画形象）。即使是早已认识的熟人，他也会忘记早就准备好的招呼用语，重复着自己的提问，而对别人的回答毫不理会。每重复一遍，他的声音就提高一分。贾斯汀重复他的提问，就像伊利亚高唱《狮子王》的主题曲。在这两个例子中，回声言语都具有缓解焦虑的作用。为了用更加规范的打招呼方式来替代这种不正常的打招呼方式，他的父母准备了一张卡片，写上在各种社会情境中应该说的话，不是完整的台词，用有些关键词来提醒他，以便维持谈话，而不是退回到他自己熟悉的方式。知道自己手里有一个视觉的文字提示，这种底气帮助贾斯汀在社会情境中有效应对压力，缓解焦虑情绪。

　　回声言语还有一个发展性的功能。任何一个儿童都不能仅仅通过重复机械记忆的词语，变成一个具有创造性和完整功能性的语言使用者，但是，回声言语是一个开端。要理解这样一个基本概念：即可以用自己的身体做工具来生成言语，并表达自己的愿望、需求、见闻和情感，对于很多自闭症儿童来说，回声言语是第一步，可以帮他们同其他人发生联结。

聆听激发沟通

　　正因如此，家长们必须学会聆听孩子，理解自己孩子的回声言语，而不是对这种沟通方式嗤之以鼻。我早期的导师之一、已故的华伦·费伊博士是一位言语－语言专家，他当年工作的大学就是现在的俄勒冈健康与科学大学。他常说的一句话是："如果我们现在还不能完全理解回声言语究竟是什么，难道我们不应该对孩子们使用回声言语做无罪推定吗？"

请大家设想一下儿童的视角。自闭症儿童竭尽所能地试着与人沟通，但是，神经系统的局限造成很大的困难：社交焦虑，感觉信息超载，语言加工的种种难题。如果儿童早期的沟通尝试遭遇到严厉的斥责，比如，有些专业人员建议的"住口！""停止说傻话！"，这会有什么后果呢？实际上，这会使儿童尝试沟通、努力应对挑战并最终弄清楚言语 – 语言和沟通功能的所有尝试都受到遏制。更有甚者，给这些沟通的尝试关闭大门会引发儿童更大的压力和更多的困惑。所以，不难理解，很多这类儿童会倾向于避开某一类成人，封闭自己，放弃一切努力。

我的最简单的建议是：聆听、观察并追问原因何在。

如果家长、老师和提供帮助的专业人员能够这样做，即细心关注儿童的话语、手势和所处情境，他们通常会直觉地理解回声言语是学习沟通过程的组成部分。我在纳米尔身上发现了这一点。我最初见到他时，他只有两岁半，对迪士尼动画十分着迷。

在我帮助过的自闭症儿童中，动画片是一个通行的话题。自闭症谱系的儿童对动画片的喜爱和关注几乎没有任何其他东西可以与之相提并论。很多家长表示担忧，说孩子用太多的时间关注动画片《狮子王》或者《怪物史莱克》，他们担心这会妨碍孩子的成长。治疗师和其他专业人员通常会使这些恐惧有增无减，他们告诫说重复观看动画片会让自闭症行为变本加厉，或者说让自闭症越来越严重。家长们通常会问我：动画片是不是没有任何好处，只会提供让孩子重复模仿"傻子言语"的材料？

从纳米尔和他的父母那里，我学到了采用一种更具远见的眼光、一个更全面的视角。纳米尔 3 岁的时候，他几乎完全迷失在迪士尼动画里面，他嘴里冒出来的大都是他最喜欢的动画片《彼得·潘》中的台词。他不是使用语言与人互动，而是自言自语地说着那些台词，似乎对周围的其他人视而不见。

其他人可能会试图阻止他这样做，比如说，明确命令他停止这类回声言语，因为这种无意义的"鹦鹉学舌"会严重阻止他取得进步。但是，纳米尔的父母亲仔细聆听并且加入他的活动。他们购买了《彼得·潘》的玩偶，用这些玩偶与孩子互动，一起扮演想象中的场景。他们认可孩子的兴趣，支持他的活动，这样纳米尔感觉到父母在聆听并尊重自己。

随着时间推移，他的游戏有了明显进展。他表现出对自己话语的理解，虽然他还会使用《彼得·潘》中的一些语句，但是他已经能够将迪士尼似的对话应用于适当的社会情境。就像艾丹使用《绿野仙踪》中的台词来欢迎客人一样，纳米尔开始把自己头脑中回响着的一句句台词，与真实生活中的交往发生关系。

随着他学会更具创造性的实用语言，纳米尔对"迪士尼话语"的使用具有了更多的选择性，即根据社交情境和他自己的主观意图加以取舍。比如说，当他想要某个人离开，他就说："小叮当，我在此永远放逐你。"通过鼓励他使用自己独特的沟通方式，父母极有成效地促进了纳米尔的发展。从幼儿园到小学，他实现了巨大的转变，从迷失在杂乱无章的回声言语印迹并只知道一个人游玩的小男孩，变成了一个能与人互动的社会性的小男孩。[⊖]

四年级的时候，老师让孩子们每个人对美国的名人做一个自己的研究项目，纳米尔选择了华特·迪士尼。他完成了一个非常可爱的报告。他的父母利用这个机会为儿子庆贺，并为自己给儿子的信任初见成果而庆贺。

⊖ Ron Suskind 在 *Life, Animated* (New York: Kingswell, 2014) 一书中记录了他儿子与此类似的语言发展进程。

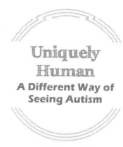

第 3 章

兴　趣

有时候，一个词就可能永远改变你的观点。

有一次，我参与举办了一个为自闭症筹款的年会，邀请现已故的克莱拉·克莱伯恩·派克到会演讲。克莱拉是威廉姆斯学院英语教授，她的孩子杰茜·派克是一个自闭症天才画家。克莱拉和她的丈夫大卫都是自闭症领域的先驱者，早在 20 世纪 60 年代，他们就参与成立了全国自闭症儿童协会，是最早的自闭症维权组织。她于 1967 年出版了 *The Siege* 一书，是第一部影响广泛的、由自闭症孩子家长编写的纪实性作品。我有幸在职业发展早期就认识了派克夫妇，而且十分珍惜每一次与他们相处的机会。

杰茜表现出了很多自闭症特征，她不能适应社会性交往，口语表达有困难，对于没有预告的身体接触会表现出本能的退缩。多年来，杰茜的父母特别欣赏并支持她的个人兴趣，而她的兴趣点大都表现在她的生动鲜明、如彩虹般色彩斑斓的绘画作品之中，其中有建筑、数字、云彩、汽车里程表、石英加热器、星座、路灯、取款机等。

克莱拉那时已经快 80 岁了，在大会发言之后，接受听众的提问。有人问："我很好奇，你怎么应对你女儿的强迫行为？"克莱拉重复着这个词："强迫行为？"她沉思了一会儿："嗯，我们一直认为，这些行为是兴趣。"

克莱拉和大卫用一种特别具有建设性的态度看待女儿感兴趣的许多主题，不管它们显得如何异于常人。克莱拉解释说：如果某件事情确实抓住了杰茜的注意力，她和丈夫就会寻求适当的办法来引导这种兴趣，从而帮助杰茜成长。

当然，这不是一件轻而易举的事，因为孩子的口味是那么难以预测。有一段时间，杰茜特别关注石英加热器，她迷恋其外观设计，她对各种风格和品牌进行分类，并且会对各种部件进行仔细检查。接着，这种热情又换成了另外一个：摇滚乐队的标志性图案。她会长时间观看杂志封面或照片集，仔细检视每一个字母和图案，接着，她开始把石英加热器和摇滚乐队的标志混合在绘画作品中。而今天，其中很多作品被博物馆和艺术画廊收藏。克莱拉没有试图把女儿的兴趣引向别处，而是尊重杰茜的兴趣，因为她确认女儿对很多东西的迷恋一定有她自己的原因，因为这些对杰茜是有意义的事情。自闭症儿童会发展出各种各样的兴趣，他们会无休无止地谈论并超出常态地迷恋一些事物，例如摩天大楼、动物种类、地理现象、某些种类的音乐、日出和日落的时间、高速公路的出口。也许聚焦于一个固定的对象会让儿童获得一种控制感、可预测性和安全感，因为他们所处的世界难以预测，那么让人恐惧。

根据兴趣做干预

有些家长和专业人员把儿童的兴趣看作自闭症的另一个负面的症状，他们认为这些兴趣会让自闭症儿童更加难以融入社会群体。通常，他们的本能反应是对孩子加以阻止，转移他的注意力，并且建议培养孩子从事更加合乎社会规范的爱好。然而，阻止孩子的兴趣只会成为消除孩子有用策略的恶劣做法，因为这种兴趣本来可以帮助自闭症儿童较好地自我调节。更有甚者，这样做会剥夺孩子生活的兴趣和乐趣的源泉。更好的方法应该是像杰茜的父母那样，把兴趣作为拓展儿童的世界观、改善儿童生活品质的一条途径。

艾迪上小学四年级，他对于老师布置的标准化的阅读课程作业没有丝毫兴趣，他的困难不是阅读本身，也不是为了逃避学校的作业，真正问题在于阅读课程太过抽象，书上的故事与他的生活经历毫无关联。

作为学区的顾问，我见到了艾迪的特殊教育老师凯特，她是一个很有才华的人。我建议尝试另外一种方法来吸引艾迪，让他对课业学习感兴趣。我们肯定可以发现某件事情来激发他读和写的动机。有没有艾迪喜欢做的事情？凯特曾经注意到艾迪喜欢花大量时间逐个检查学校停车场上的汽车牌照，然后兴高采烈地把牌照号码和不同型号的汽车记下来。一个粗心的观察者或者对孩子不甚了解的老师，很难对一个像喜欢车牌这样不起眼的事情留心，并使之成为教育干预的契机。我建议凯特对这个特殊的兴趣加以开发，或许它可以启发我们想出教育艾迪的办法来。

一个月后，我回到这所学校，凯特十分欣喜地给我看艾迪最近完成的一个学习项目：凯特帮助艾迪制订了一个学习计划，他对学校停车场上的每辆汽车和牌照都拍了照片。在老师和学校办公室的帮助下，他把每辆车和车的主人配对，然后他去会见每一位车主，给车主拍照，然后采访那个车主。比如，他会问：你有什么爱好，是否结婚，有几个孩子等。

一段时间后，他收集了照片，整理了访谈记录，并在班级里使用 PPT 做报告。这个学习项目不仅顺利完成了其教育目标，使艾迪有机会在读、写、研究、组织材料等方面有所收获，而且这样的经历本身还具有转变性的疗效。原先那个缺乏动机、漫不经心的孩子现在聚精会神地做项目，与老师打交道，收集有关信息，撰写报告，并讲给同学们听。这样做还使他有机会学习社交和沟通技能，他把完成的项目呈现给同学，并且回答了他们的提问。

艾迪的父母十分惊讶，高兴之情溢于言表。在我们接下来审核艾迪进步情况的小组会议上，凯特解释了这个学习项目及其综合性的目标。这时，艾迪的父亲惊奇地睁大了眼睛："他做了什么？他访问了老师吗？这简直不可思议。"接下来凯特拿出艾迪给全班同学做报告的照片，那位父亲十分感动。父母从未想象过的，艾迪做到了，他在学业和社交方面都在取得进步，而且他的自尊也在直线上升。

别的家长也许会不同意老师让孩子来做类似于收集汽车牌照之类看似与学校功课无关的事情，换一个老师也许会坚持要艾迪跟他的同学们读同样的故事，不管他喜欢与否。换一个学校，也许就不会同意这种另类的、个别化的学习方式，而是坚持让孩子在标准化的课程中苦苦挣扎（很可能以失败告终）。但是，艾迪的成功并不要求额外的经费，也不要求激进的创新，无非是需要一个老师细心留意，本能地把孩子的兴趣看作是优势。凯特做到了这一点，她关注的是艾迪的真正动机所在，她利用孩子的兴趣设计学习活动，使之成为强有力的灵感源泉。她把兴趣看作是潜能的源泉，而不是障碍，也不是难题。

什么能够激发兴趣

为什么自闭症人士会有特殊兴趣呢？为回答这个问题，要想一下，各色人等都有自己喜欢的个人兴趣、迷恋的事物、收藏爱好。如果你到我家里看一看，你会惊奇地发现，我有一个装有玻璃门的陶瓷陈列柜，里面装着几百件各式各样的海象牙工艺品。多年前，我去温哥华岛参观，第一次见到因纽特海象牙雕刻（雕刻所用的海象牙是从原住民那里合法购买的，他们捕猎海象用干食物、服装、工具和本土手工艺术材料），深深地被它吸引。也许是它外表的特殊光泽，也许是放在手里的触觉质地，让我爱不释手。随着收藏规模逐渐扩大，这些雕刻的精致细节和视觉感染力不断显现出来。工艺师用这些材料雕出海象、熊、鲸鱼等各种形状，可以说巧夺天工。不管是什么原因，我开始收藏这些器物，而且在这个过程中感受到情绪的愉悦。

我不认为我是一个强迫症患者，然而，就像很多人一样，我经历了收藏的一系列阶段。我 30 多岁的时候住在中西部，每逢周末，我会开车去旧家具商店和村子里的旧货拍卖市场，去寻找古旧家具。后来又对旧棉被感兴趣，再后来是纳瓦霍地毯，再后来是旧钟表、钢琴凳子，还有古旧的玻璃罩矿灯。

我有这些莫名其妙的收藏爱好，并不意味着我有什么异常，而要害就在这里。几乎每一个人都有自己的特殊爱好和兴趣，兴趣满足个人需求，让人感到愉悦；它让我们感觉良好，但并不总是知道原因为何；兴趣是我们人类存在的组成部分。那么，为什么自闭症人士会表现出比别人更强烈的特殊兴趣倾向？为什么他们的兴趣比一般人的兴趣强烈好多倍？如同所有类型的爱好一样，兴趣通常由一种情绪上的反应所引起。某种体验满足了某种基本的神经生理的需求，让人发起活动，欣赏美，体验积极的情感。当自闭症人士形成了某种兴趣，我们一定会假设这项兴趣的特殊对象适合这个人的神经生理需求，服务于某种重要的生命功能。有一位阿斯伯格症成年人告诉我：由于社会交往非常困难，很多自闭症人士会把他们的能量转向各种兴趣领域，这在很多情况下使他们对特定事物具有强烈而聚焦的热情。

迈克的聚焦点是音乐，他 8 岁的时候还远远不能恰当地与人交谈，但他已表现出完美的音高感受天赋。听到附近经过的汽车鸣笛，他几乎在同时就能找到它的音调。突然给他一个声音刺激，他会抬起头来，说："B 大调！"他从收音机听到一支曲子，然后马上坐在钢琴前面，不用练习就能准确弹奏出来。他还能根据要求即时把这个曲子转换成别的调式。

大概有15%的自闭症人士表现出这类高水平的、天生具备的才华与天赋，我们称之为天才技能，但多数自闭症人士不是这样。很多自闭症人士拥有碎片式能力，例如机械记忆、美术才华等等，相对于他们的整体智力水平，显示出一定的优势。这些超出常人的能力植根于各种不同的学习风格中，与大脑储存信息的加工过程个别差异有直接关系。有些儿童被涉及机械学习方式的信息、活动、任务所吸引；有些儿童喜欢具体的、容易记忆的、事实性的信息；还有的儿童喜爱需要良好空间视觉判断能力的活动，例如，组装物品。一个稍大的孩子可能会轻而易举地背诵有关恐龙或者著名球队的各种繁杂的事实或细节。一个刚学步的孩子可能会毫不费力地完成非常复杂的拼图。

有些障碍严重的孩子的父母无奈地承认，自己的孩子没有这种令人赞叹的特殊能力、才华或兴趣。尽管如此，每个孩子总会清晰地表现出对于某种感觉刺激的特殊偏好。他们或是通过在眼前晃动手指，或是通过发出特定声音，或是通过触觉探索特定的纹理质地来寻求视觉的、听觉的或者触觉的刺激。儿童通常会喜欢特定的玩具，因为这些玩具提供了特殊的感觉输入。我曾经干预过的一个幼儿，他像块磁石一样被各种各样的电风扇所吸引。如果他知道房间里某处有一个电风扇，他会不顾一切、排除一切阻碍地去看它、摸它。凡是他见过的电风扇，他都要反反复复地、从各个角度检查一遍。电风扇的感觉刺激，例如风的感觉、转动的视觉、震动的触觉，所有这些的混合使他兴奋，吸引他的全部注意力。

"洗车王"及他的其他特殊兴趣

一旦一个孩子开始认识到自己的偏好，最初可以带来的愉悦感觉刺激通常可以转化为注意、兴趣和专注力的焦点，这个儿童就会设法去寻找能产生积极情感的此类活动并一天到晚专注于此。

亚历山大的关注点是洗车。很小的时候，爸爸带他去洗车，机器的轰鸣声、嘶嘶的水声、转动的雨刷，看到汽车经过洗车房的这些情境，使他既着迷又害怕。他不能解释原因，但他一遍遍地祈求爸爸把车开回去洗了一遍又一遍，这样他就可以仔细去看、去听。后来，由于他们常去这家洗车店，店主人变成了他们家的好朋友，他让亚历山大在入口处挥手示意，指挥司机们把车开进洗车房。

他的父母不理解他这样做的动机，但他们可以看出洗车使他非常兴奋。还有些孩子热衷于去公园、看赛车、看蹦极，而亚历山大喜欢的是洗车。出门旅行的时候，他们到处寻找洗车店，并以此画出他们的旅行线路图，走过了从佛罗里达到缅因州的多处洗车店。在整个旅途的每一个停车处，亚历山大兴奋地站在旁边，像个指挥员一样仔细观察地形和操作，就像别的孩子看 NBA 或者惊险动作片一样。

他 10 岁的时候，父母联系了国际洗车联合会，获得了宣传手册，他们觉得亚历山大可能会喜欢。让他们吃惊的是，这份手册给亚历山大创造了一次梦幻旅行的机会，不是去迪士尼乐园，也不是去夏威夷，而是去拉斯维加斯，他作为联合会的特约嘉宾出席其年会。他的兴奋之情溢于言表，连续三个晚上他几乎都没睡觉。爸爸把亚历山大称为"洗车王"。

接下来是查德的故事。他的兴趣是花园里浇水的自动浇灌器。从小到大，只要到了公园，他就会满地里去寻找浇灌器。节日里，公园放烟火的时候，他的眼睛只是盯着地面，一个一个去寻找浇灌器的喷头。每发现一个，他就会拿起来看看出厂商的标记。8 岁的时候，他能把多勒、奥比和水鸟等不同牌子清楚地区分开来。在美术课上画画的时候，在小动物和树丛中间，他一定会安放一个浇灌器的喷头，从地上喷出水雾。

究竟是什么东西激发了他对浇水喷头的兴趣？或许是从一种感官体验开始的；或许查德着迷于浇灌器的样子和声音：从地上向天空喷水，然后神秘地消失；或许是水雾喷洒到草地上带来的细雨般的感觉。随着时间推移，他的兴趣演变成了一种执着。每到一个陌生的地方，他很难对别的任何事情聚精会神，除非你让他到周围搜查，直到把浇灌器找出来。尽管很明显，他与同龄的孩子们很不一样，他的父母仍然为儿子有一点儿可以享受的乐趣而感到欣慰。别人家的父亲带孩子去看棒球或者钓鱼，查德的爸爸整日里上易趣网给儿子购买二手浇灌器喷头。查德给这些喷头取了名字，装到书包里，背到学校去。他的父母在喷头上画上笑脸。有的时候，查德带着它们上床睡觉，就像是带着毛绒玩具一样。

这一类深度的兴趣可以帮助孩子们长时间从事活动而不会分心。这些可以用于激发学习动机，甚至在比较困难的情境下也能积极参与。肯的情况就是这样。肯从小就喜欢画画，虽然没有多少艺术天赋，但是画在纸上的简单线条让他感觉特别有趣。随着时间的推移，他的兴趣转变到走迷宫。他可以聚精会神地审视复杂的迷宫画，直到用铅笔把线条画到出口处。当然，他不是仅仅在画线条，而是在解决问题。每一个迷宫都有不同的逻辑和顺序，都有起点和出口，这就是魅力所在。

一家人旅游的时候，肯会带着他的迷宫书。虽然他几乎不会说话，但他在学习使用发声器与人交流，而且父母总是带他参加教师团队的会议，因为他们知道他的理解能力远远好于他的表达能力。坐在会场上听人说话也不容易，但是，他的那一摞迷宫书可以帮他静静地坐在那里。他一边画迷宫一边开会，听到感兴趣的话题他就瞪起眼睛，不感兴趣的时候就低头画他的迷宫。采用这种策略，肯就能集中精力，情绪调节得很好。难以理解的谈话，他就完全避开，而集中精力做自己能做的事。

很多自闭症人士发现，参与挑战性活动时，比如去饭馆吃饭、家庭聚会、学校的大型比赛等，携带自己感兴趣的一个玩具或者带着自己感兴趣的活动去参加，将会很有帮助。任何一种兴趣，都可以帮他们自我调节。5岁的维尼对奥洛克牌吸尘器感兴趣。当他在学校感觉焦虑程度升高的时候，他会请求老师让他到厕所里去，虽然他不一定要解手。他会躲在洗手间的小隔间里，有时候会拒绝回到课堂上去。他的妈妈想出了一个特殊的策略，利用他的兴趣让他得到喘息，特别是在群体活动当中感觉焦虑的时候会用到。她收集了奥洛克吸尘器的说明书，把吸尘器的图片剪下来，装订成一本书，名字叫作《维尼的快乐书》。当维尼需要从课堂活动中退出休息时，他可以跟老师要这本快乐书，然后坐在墙角的豆袋椅上看几分钟。看一会儿书上的吸尘器，查看支架、垃圾收集桶、垃圾布袋，等情绪平缓下来再回去上课。

有些兴趣来得快去得也快，有的则持续几十年，特别浓厚的兴趣可能与将来的职业兴趣有关。迈特对于跟时间有关的任何东西都着迷。他小的时候，我作为学校的顾问到他班上去参观，他会跑过来抓住我的胳膊查看我的手表。他会说："巴瑞老师，现在是上午 9 点 15。"

这是他发起社会互动的敲门砖。12 月的某一天，他刚刚 5 岁，他非常兴奋地告诉我他的最新发现："巴瑞老师，你知道 12 月 31 日晚上 11 点 59 分会发生什么吗？""什么呀？"我问。

他的身体紧张起来，踮起脚尖，两手摊开，就像一只要飞翔的小鸟，说："大球会落下来。"他的脸上充满了欢喜："接下来就是新年了。"这就是他的兴趣，他跟人谈话的方式，把他知道和关心的事情与人分享的方式。很多年后，迈特已经成年，他还保持着对钟表、时间的浓厚兴趣，他所喜欢的体育活动也与时间有关系（比如曲棍球），而不是与时间无关的项目（比如棒球）。

9 岁的丹尼对调料感兴趣，小的时候他看着妈妈在厨房里做饭，没有人给他做正规的介绍，而他开始对各种调料着迷。他养成了一个习惯，把各种调料按名字的字母顺序排列起来。再后来，他经常收看电视上的烹饪节目，并开始在网上搜索有关食物的网址。他成了各个地方不同烤肉方式的专家，可以清楚地分辨得克萨斯、肯塔基、路易斯安那、北卡罗来纳等地烤肉的不同风格。他的父母不知道引发这些兴趣的最初原因和这些兴趣形成的过程，但是，明确地感到他可以从中获得快感。他的妈妈曾经设想：或许这可以帮助丹尼进学院去学习厨师，他们没有强制他改变兴趣，而是以他的特殊兴趣和能力作为全家人的骄傲。

当我第一次遇到布兰顿，我的感受也是这样的。作为学区的顾问，我到他的学校去参观，他的治疗师把我介绍给这个可爱的 4 岁小男孩，布兰顿马上告诉我：他的全家刚刚搬到这里来。

他问我："你是哪个州的？"

我对他说："我住在罗得岛州。"

他问："是罗得岛州上的普罗维登斯吗？"

我说："离得很近。"

他说："普罗维登斯是个小城，你喜欢大城市吗？"

我说："是的，我在纽约市长大。"布兰顿瞪大了眼睛。

"你在纽约市长大？我们全家都喜欢去纽约市，我喜欢纽约市，我们会住在时代广场的万豪酒店。我每次都住在 16 楼，因为 16 楼可以最清楚地看到时代广场上的所有广告。"接下来，他告诉我最近他们旅行时所住过的房间的号码，其中哪一间的视野最漂亮。

我问他最喜欢从酒店窗户看什么。他在回答的时候，神情好像是回到了遥远的地方，好像在他的心中有一个视频在清晰地播放："那里有一个耐克的广告，画的是科比·布莱恩特。"他手指着教室里的一面墙开始演讲，生动地描述了他心中的全景式景观。

利用兴趣建立关系

当儿童对一个题目全神贯注的时候，比如像布兰顿对纽约市的兴趣一样，我们就可以加入孩子的话题或活动，以儿童的兴趣为基点，着手建立关系和信任。很多孩子聚焦在某一点上的重要原因之一是，这个话题让他们感到安全，可以启动对话。即使是十分奇怪，似乎莫名其妙，显得毫无关联的一个提问（"你最喜欢哪种狗？""你们家的冰箱是什么牌子？"），都可能是孩子用来交流的策略。布兰顿每次看到我都抓住机会跟我大谈纽约市，"你是住在曼哈顿还是另外的四个区？布鲁克林？哪一条街？"

这不是谈话的结尾，而仅仅是开始。通常，孩子的兴趣给我们提供了与孩子交往的切入点。抓住这个切入点，可以把孩子带入一项活动，或者一次谈话。一旦他身心投入了，我们可以逐渐改变或拓展话题，并测试他的灵活性和意向。当然，这样的可能性有多大，在很大程度上依赖于孩子的发展水平。但是，只要具备足够的创造性，家长和老师可以利用孩子的兴趣点来激发孩子更多地投入社交活动，更多地学习解决问题。

例如，迈特在上一个融合的幼儿园，但他的老师一直在质疑他在那个班上是否合适。其中的问题之一是：在集体活动当中，他很难集中注意力。晨课上，他只会根据老师的要求高唱《星期歌》。此外，任何课堂讨论的话题都显得与他无关，他看上去完全沉浸在自己的世界里。

迈特的妈妈知道，这个 5 岁的男孩会关注什么：动画片《小熊维尼》。迈特非常喜欢这个迪士尼动画片，他可以喋喋不休地谈论剧中的人物。他的妈妈给老师带来一些小熊维尼的人物贴纸，她说："如果您在上午的课上想法子使用这些贴纸，迈特可能会喜欢上课。"

上午小组活动的时候，老师使用了这些贴纸，把不同的角色分配到一周当中的不同日子。例如，星期一是跳跳虎日，星期二是小豆日，星期三是屹耳日。这样就足以让迈特参与到活动中来，班上的其他小孩也很高兴跟迈特一起使用动画人物来命名不同的日子。

老师没有把迈特的兴趣偏好看作是一个远离人群的负面因素，而是成功地利用他的兴趣，让他与同学建立联系，并且与教学内容建立联系（例如，一周有哪些天，一年有哪些月）。这样一来，迈特越来越喜欢与同学一起活动，而较少分心。因为老师找到了合适的方法，迈特就可以持续地进步。

同样，孩子在家庭中也可以得到发展和成长，前提条件是家长找到合适的方法，认可并尊重孩子的兴趣，并使之融入家庭生活的常规。

很多年前，有一位父亲带我去见他十几岁的儿子哈基姆，当时哈基姆在科威特的一所国际中学读书，希望我对他孩子的学业和家庭生活提供建议。尽管这个男孩具有自闭症的常见问题，但我对他的观察显示，他的灵活性和心理弹性比其他孩子要好很多。很快我了解到，这主要是因为他的父母对孩子的兴趣采取了十分开放的态度。

我在他家做客的时候，他们首先给我看哈基姆对各种火车的兴趣，尤其是火车时刻表。他们解释说，他们鼓励孩子参与计划。全家人每年8月都去欧洲旅行，父母让孩子参与选择旅游的目的地，他们用几个月的时间一起研究各种细节，收集各种地图、旅游手册以及有关规划的各方面信息。一旦全家人确定了此次旅行的大致行程，就分配哈基姆来补充所有的细节：如何乘火车，在各城市要逗留多少天，什么时候踏上下一个行程等等。

他们给我看每一次旅行做计划的草稿本，还有各种照片，以及从地图、旅行手册上剪下来的各种剪贴画。规划手册上的每一部分都以火车时刻表作为起点，很明显，这体现了全家人对哈基姆的特殊兴趣的重视。通过认可并尊重儿子关于火车时刻表的特殊兴趣，他们帮孩子更好地与全家打成一片，融入周围世界，孩子健康的自我感受也发展起来了。这样，哈基姆不仅拥有了对欧洲城市和地理风光的十分广泛的知识，而且感觉到自己是一个很有价值的家庭成员。

指向他人的兴趣

有时候，孩子关注的兴趣不是一个物品而是一个人。跟其他孩子一样，自闭症儿童往往会迷恋于某些电影明星、音乐家或者球星。有时候自闭症孩子会关注某一个同伴，就好像是青春期的孩子们之间会擦出浪漫火花一样，其区别在于，自闭症儿童通常不能够直觉地理解他人眼中的人际界限。所以，这类兴趣很容易造成尴尬情境。自闭症儿童可能不理解，孩子们通常不会当众宣告他们对另一个人的强烈爱恋，也不会直接去告诉那个人。自闭症儿童这样做的时候，会引起麻烦。但是，对同伴的强烈兴趣仍然是一个机会，老师或者家长可以利用它来教育孩子学习什么是友谊，了解人际关系的界限。

泰勒正在上小学的学前班，他有阿斯伯格症和多动与注意缺陷综合征，他的兴趣指向是小学校长。作为那里的顾问，我在学前班上见到泰勒，他精力充沛，会在教室地上打滚而不是和同学一道坐在一起。他金发碧眼，模样清秀，聪明健谈，喜欢玩机器人和乐高积木。

他刚刚上学前班，就开始对校长安德森小姐有了浓厚兴趣。每次看到她，他就会上前连珠炮似的询问一大堆问题："你的座位在哪里？你每天做什么？你是做什么工作的？你有孩子吗？"校长一一做了回答，对泰勒特别关注，并邀请他到她的办公室去参观。校长很明白，可以用孩子的焦点兴趣作为学习的动机。她和泰勒做了一个约定：如果他在一个月内做的选择都是好的，那么他就有机会和校长待一天。对于泰勒而言，这就意味着：他和同学们坐在一起上课，而不是趴在桌子底下；他应该学会提出要求，而不是乱发脾气等。这样，他就能获得这种待遇。

这个约定引起了泰勒的兴趣，他很快就进入了角色。他和老师一起，每天都评定自己的进步。他学会了怎样向人求助，在需要的时候会去简短的休息。采取这样的策略，他得到了良好的情绪适应，在上课时更加聚精会神，能够尽量去参与学习活动。月底的时候，他赢得了那个特殊的日子。学校的档案用照片簿记录了他这一天的经历：泰勒穿上西服，打了领带，跟随校长到处去考察，参加各种会议；在校长办公室的一个角落里，给他安排了一个书桌。他十分高兴，感觉自己是学校里的一个人物，而且学会了自我管理，并通过自我管理实现了更高的目标。

特殊兴趣什么时候会造成麻烦

有些时候，儿童的关注点是真正有问题的。加百列的兴趣指向女性的脚踝。如果换成是别人，这种兴趣可能被认作是恋物癖，但是对这个孩子来说，脚踝只是他想要探索并用手丈量的物件。有时候，在商场里面或者大街上，每当他看到穿高跟鞋的赤脚女性，这个身高 1.8 米的男孩就会蹲下去，试图用手去触摸人家的脚踝。那些认识他的人知道他是一个温和而友善的好孩子，但是，那些被他抓住脚踝的女性显然不知道如何应付。尽管他的动机是无害的，但他的行为很容易被看作是邪恶的、不怀好意的，甚至是危险的。

在这种情况下，最重要的是帮助孩子理解社会对可接受行为所制定的规则和所持有的期待，然而具体的做法要适合孩子的能力发展水平。对于一个理解能力较高的人，可以制作一个清单，列举出在各种社会情境下合适的、可接受的行为，并与他讨论所涉及的当事人会如何看待这件事，这将会很有帮助。对于幼年儿童或理解力低下的人，就需要用直接明了的方式来明确各种规范，要强调他们应做什么而不是他们不该做什么。对各种能力水平不同的人来说，使用视觉支持，例如，照片、图画、视频，而不是仅仅依靠语言，都是有用的策略。干预的长期目标是：帮助这些人发展在不同社交情境中有关适当反应的整体意识，能够抑制冲动性的行为，尽管它可能属于个人的强烈兴趣和爱好。

即使是那些容易被人接受的强烈兴趣，有时候也会带来挑战。我所听到的最常见的抱怨是：父母亲觉得孩子总是在谈论同一个话题，比如恐龙、火车、动画、电梯，而不想停下。即使父母亲理解并尊重孩子的特殊兴趣，他们可能仍然会感受到很大的挫折，因为孩子似乎总是不理解：无休止地总是谈论一个话题是不合适的，特别是当周围的同伴或者其他成年人已经明显地表现出了厌烦甚至拒斥的时候。

我们每个人都有自己喜欢的一些话题，但是我们需要学会判断什么时候已经说得够多了。当我遇到另一位纽约洋基队球迷时，我们会兴高采烈地就前一天的精彩比赛谈论一个小时。但是，另一个人可能一两分钟就感到烦得要命，私下里嘀咕：为什么还不住口？如果我善于解读这一类社交线索，我会明白这两个人的区别，从而改变我自己的行为。但是，如果我没有能力理解这种细微的表现，我可能会喋喋不休地谈论第九垒每一棒的细节，而那时听的人已经想逃跑了。

教给儿童"时间与地点"

为了帮助自闭症儿童理解社会交往的规则，我曾经使用过一种叫作"时间与地点"的策略：人们有时候会想听你谈论某个话题，但是有时候他们就不想听，父母可以告诉孩子，他对列车时刻表或者配早餐牛奶的各种谷物的兴趣并没有错，但是在数学课上或者看牙医的时候就不应该跟人谈这些（"我们和亲戚们在这里吃中饭，所以大家都想知道你在学校里过得怎么样，到下午一点的时候我们再来听你谈列车时刻表，好不好？"）。利用这样的机会，可以深化孩子的社会性理解力。父母可以和孩子合作，设计一个"时间与地点"的清单，具体说明什么时候适合探究某种兴趣，什么时候不适合，跟什么人讨论比较合适等。

说真的，这种策略并不总是奏效。有些孩子还没有发展到这种水平，他们还很难对自己进行监管，考虑他人的视角，或者明确地表达他们想要与人沟通的欲望。很多父母亲可能会对设法让孩子学会控制冲动、不要偏执于同一个话题感到无能为力。父母往往特别担心孩子的行为与众不同，亲戚朋友可能会对孩子的重复感到厌烦。有很多次，我当面听到那些极富耐心的家长也会叹息："我们实在听够了。"

这样的反应是有问题的：它只是关注了行为，而没有追问背后的动机。我们必须追问：这个孩子关注这类话题是否有时间上的选择？我们是否能够发现规律性的变化？是在儿童感觉焦虑的时候出现的吗？引发焦虑的原因又是什么？我们能从源头上化解这种压力和焦虑吗？孩子是否通过这类话语使自己的情绪得到了舒缓？假如是这样，消除这类话语是首要任务吗？孩子是否能意识到自己的行为？我们怎样才能提升他的意识水平？

换句话说，并不仅仅是消除孩子的行为就可以了。在任何情况下，第一个步骤都是追问问题背后的原因。

同样重要的是，我们必须记住：如果一个孩子总是谈论他自己的兴趣来开始一段对话，通常是因为那是他感觉最舒服的起点。对于自闭症人士来说，社会互动可能会引发高度的焦虑和困惑，因为人际互动没有一成不变的结构，因此无法准确预测对方接下来会说什么。所以，自闭症人士通常会试图用他们熟悉的框架来限定谈话的内容，从而增加可预测性。

当儿童需要我们的帮助才能形成或改进他的交谈技能时，利用社交技巧小组可以提供帮助。社交技巧小组能够提供一个安全的、支持性的心理空间，帮助孩子获得自我管理的意识，以便在谈话中与人合作，并与人分享自己的兴趣。与其指责孩子并伤害他的自尊，我们不如给孩子提供更多积极的选项，比如说，参与各种活动和游戏，在日常交往中提供更多的机会让孩子练习交谈的技能、扮演不同的角色等。

在优势领域做干预

尽管自闭症儿童的兴趣会造成一些困扰，但这些兴趣通常都是干预的最佳机会所在。最初的特殊兴趣可以成为与具有类似兴趣的人建立关系的桥梁，养成持续终生的爱好，甚至在很多情况下成为终生的职业。大家记得迈克吗？他对音乐有强烈兴趣，而且具有第一次听到一首曲子就能在钢琴上复现出来的超常能力，现在他已经 40 多岁，基本上能独立生活，他在教会里担任弹琴师，并且参加唱诗班。

迈特·萨维奇小的时候，对声音高度过敏。每当母亲弹钢琴，他就会捂住耳朵怪叫着跑开。通过音乐治疗等手段的干预，他克服了这一困难，并表现出超常的音乐天赋。我第一次见到迈特时他才 11 岁，那时他出色的钢琴才华就已经获得了绝世天才们，例如戴夫·布鲁贝克和奇科·柯瑞亚等人的高度称赞。现在他 20 多岁，已经成为国际知名的爵士乐钢琴家、作曲家，他发行的唱片和他的人格感染力十分风行，还抽出时间教自闭症儿童音乐。

贾斯汀·卡尼亚刚刚学步、还不会说话的时候喜欢看动画片，并显示出很早的绘画才能。现在他已经成年，作品在纽约的各种画廊展出。他成为一个专业的故事板艺术家，而且他也在教自闭症儿童学画画。

我最爱讲的特殊兴趣案例是斯坦福·詹姆斯，他小的时候居住在芝加哥的廉租房里，由单亲妈妈抚养长大。幼年的时候他就迷恋火车，长时间观察从外祖母的公寓房窗口附近经过的火车。

他的妈妈多萝西对《芝加哥论坛报》的记者说："我不知道火车对他意味着什么，但火车的确占据了他的心灵。"[一]这位母亲那时还很年轻，也很贫穷，对自闭症所知甚少，但是她为了儿子坚持奋斗。她鼓励斯坦福的兴趣，一路陪伴他，使他利用与众不同的能力学会了芝加哥极其复杂的交通系统

○　"The Man with the Map in His Head," *Chicago Tribune*, June 11, 2000.

的各种线路与时刻表，而且几乎完全能背下来。他二十几岁的时候在芝加哥的地区交通信息部找到了一份工作，根据顾客的需求为他们寻找交通线路和时刻表。

这件工作对他来说再合适不过了。不仅适合他的特殊才能，而且他还显露出杰出的细心、专注和责任感，并获得了地区交通信息部的年度杰出雇员奖。他的上司对记者说："不管天气如何，他都来上班。从早到晚，彬彬有礼。他对待工作一丝不苟，顾客们十分满意。"

更重要的是，斯坦福觉得自己是一个重要的、有价值的社区成员。他年幼的时候，母亲常常为他的将来担心。而现在，斯坦福告诉我们，每帮助一个顾客他都在想象中对自己鼓劲："斯坦福，你是一个好人，什么事你都能做到。"斯坦福的故事证明，尊重孩子的兴趣可以收获累累硕果。

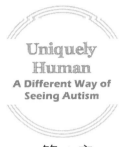

第 4 章

信任、恐惧与控制[⊖]

见到德瑞克短短几分钟，我就看出有什么东西正在让他烦躁不安，但我还不能确定准确的原因。

过去的几年间，根据他父母的要求，我每年都要会见德瑞克好几次，以便提供指导和建议。我会观察他在家和在学校的表现，与他的父母和学校的教师团队商议对策。我秋天的访问总是安排在 9 月份，即开学之后的两周左右。那年他刚刚 8 岁，因为某种原因，我比平常的日期晚了两三周。以前德瑞克总是热情地欢迎我，至少用一个低调的微笑来迎接我，但是这一次他看上去忧心忡忡，从我进门那一刻起就缺少活动，一直拒绝和我一起玩。过了一会儿，我问他为什么会这样，我问他："出了什么事情？看上去你跟我在一起有一点不舒服。"

　　⊖ 本章的一些观点和洞见最早发表在" The Primacy of Trust"，是我与 Michal John Carley 合作的文章，见 *Autism Spectrum Quarterly*，2009。

　　他毫不迟疑地回答说："巴瑞老师，以前你总是9月份来，为什么这一次10月份才来？"见面时间仅仅是比往常推迟了两周，但是，按照日历表却是另一个月份，而这在他的心中完全是两回事。虽然从来没有讨论过这件事，但德瑞克已经把我规律性的拜访内化为一个节律。因为没有人注意到这件事，故而也没有人给他任何解释，说我今年要晚到两周。所以，这就让德瑞克心里犯了嘀咕：在他的世界里，原来的秩序这一次为什么会例外？

　　在不知情的情况下，我已经辜负了他的信任。德瑞克对于事物的理解是根据过去的经验归纳出来的，至少是他所记住的样子。现在他有足够的理由来重新思考他是否应该信任我，或者信任他自以为理解了的世界。

信任能力的欠缺

　　德瑞克的这种反应显示了一个自闭症的中心障碍：对自闭症谱系的绝大多数人来说，自闭症可以被贴切地理解为信任能力的缺失。由于他们的神经发育问题，自闭症人士需要面对三个类别的严重障碍：信任自己的身体，信任周围的世界，以及最大挑战——信任其他人。

　　丹尼尔·谭米特写了一本书《诞生于忧郁日子》。他有令人称奇的记忆能力，比如，能够背诵圆周率的两万三千个数字，而且能在一周之内学会一门外语。2007年，在《60分钟》节目接受采访时，他详细叙述了幼年时的他是如何难以融入社会。有其他孩子在身边会使他感觉非常不舒服，因为他不能预测这些孩子的行为。社会交往过程中的各种细枝末节让他感觉一筹莫展，于是他在数学中找到慰藉。他说："数字是我的好朋友，因为它们不会变来变去，十分可靠，我可以信任它们。"

　　我的好朋友迈克·约翰·卡莱是阿斯伯格综合征患者，是自闭症人士自我倡导运动的领袖人物。有一次，他告诉我："焦虑的对立面不是安静，而是信任。"

这样的洞见有助于解释我们所有的人，不仅仅是自闭症谱系人士感到焦虑的真正原因；也有助于解释为什么我们会用恐惧做反应，并且通常会千方百计设法掌控自己的生活、掌控环境、掌控人际关系，只不过自闭症人士身上这种倾向会显得更加突出。

信任身体

通常我们早晨醒来发现自己患了感冒，仅仅会感觉有点不舒服而已。因为我们以前也有过伤风感冒，我们过去的经验和视角会帮助我们理解咳嗽、流涕等症状大概会持续三五天，然后我们就会变回那个熟悉的自己。但是，如果一个自闭症人士也具有类似的身体症状，他的反应可能就是焦虑和恐惧：我究竟是怎么啦？为什么我不能正常地呼吸？难道我一辈子都要这样气闷难受吗？

这种反应跟我们大多数人对严重疾病的反应并无两样。很多年前，我得了一场重病——腕管综合征。我从小就喜欢打鼓，但是现在我打鼓的时候双手会发麻，连鼓槌都握不住。我拿着报纸读不了一会儿，针扎一样的疼痛会发散到手指，我的臂膀和手腕从感觉上和运动上都不像过去一样可以信赖。突然间，我不再信任自己的身体。我非常沮丧，开始为身体状况的未来走向而深深地担忧。幸运的是，双侧手腕的手术成功地消除了上述病症，窜麻的感觉、麻木的症状都消失了，于是我又可以重新打鼓并重拾对双手的信任了。

癌症患者通常也有类似的挑战性体验，或许我们可以这样来看待癌症，即它是身体对自己的攻击，癌症的大部分压力来自一系列的生理变化、身体未来走向的不确定性，以及重复出现的问题：难道就再也不能重新回到我曾经信任的身体了吗？

有相当一部分自闭症患者需要面对身体动作和运动障碍，包括身体各个部分的非自主运动。马丁对他的母亲抱怨：他的下巴骨不由自主地颤动，他的双臂会不自主地抽动，身体其他部位也会痉挛。特别是在他情感失调的时候，这些现象更为突出。他问道："我是不是要变成一个疯子？"

妈妈回答说："你为什么会这样想呢？"

马丁说："我的身体在做一些我不能控制的事情。"

科林是一个三年级的阿斯伯格综合征患者。有一次，他给我看他自己画的细节详尽的两个示意图：一个是（正常的）大脑，一个是他自己的大脑。正常的大脑呈现的是整齐的网格状，行列对称，均匀地分布在整个大脑皮层上，也就是一个有秩序的组织架构图。科林自己的大脑示意图显得混沌杂乱，既不均匀也不对称，各种形状混乱而扭曲。其中包括一个影剧院，他称之为虚拟现实的电影院，从早到晚不停地播放各种视频。他把自己的脊椎称为他身体"抽筋"的源头。大脑的最上面部分他称为发疯区，他认为无法控制自己的思想和行为都是因为发疯区作怪。

很显然，科林是在试图表达：他不能够信任自己的大脑。

信任周围世界

即使你能够信任你自己的身体，要信任周围的世界也不是容易的事。我经常问自闭症儿童的父母："最令你孩子感到难过的事情是什么？"通常，引发挫折的源头往往是某个游戏玩具的机械功能出了故障。玩具小汽车突然间没有了电、DVD 播放器卡了壳，这些都会成为引发情绪完全失控的刺激因素。家长们通常觉得难以理解的是：微不足道的一件小事引发的激烈情绪反应，两者完全不成比例。但是，我们需要理解儿童的视角，他的秩序感，即周围事物运作的规律，忽然间被打乱了，忽然间他需要面对一个他不能信任的世界。

　　同样，孩子们也会用相对隐蔽的方式来表达他们的体验。莎朗发现她6 岁的儿子迪米崔在秋季的一个特定时间行为会突然变坏，而这种变化似乎与家庭和学校里的任何事情都没有关联。迪米崔的情绪发作十分严重，以致周围的人对他毫无办法，而且他会拒绝吃饭。莎朗最终找到了症结：行为的改变出现在从夏令时到标准时的转换之后。迪米崔的生活节律被打乱了，自从夏天以来，全家人吃晚饭的时候外面还很亮，现在，突然间，晚饭要在夜幕降临之后才开始。莎朗说："这就好像是他不再能够相信每一天的日子或者说应该什么时候吃晚饭。"在孩子看来，家长没有做任何说明就改变了游戏规则，他变得情绪烦躁难道没有理由吗？出于同样的原因，很多父母对学校的假期望而生畏（虽然假期是其他家庭热切盼望的），这是因为生活规律的改变会让自闭症儿童无所适从。

　　马修 15 岁，他对周围环境信任破灭的经验属于另一类。我到他家拜访的时候，他兴奋地告诉我：一家人刚刚参观了纽约市。我问他："你喜欢这次旅行吗？"

　　他说："还好。可是，在 95 号公路第 87 个出口，我们迟到了 4 分钟。然后，在 54 号出口的时候，我们又晚了 3 分钟。"接下来，他一个一个地列举了每一个转弯和出口的迟到时间，直到他的母亲设法制止了他。马修对这 3 天的旅行所记住的内容都是那些超出预期的意外事件，而发生这些事件的时候，他发现，这个世界是不可信任的。

　　多年前，我在一个夏令营为发展障碍儿童担任咨询师。我最喜欢的营队成员之一是丹尼斯，一个高个子的 12 岁自闭症男孩，他长着卷发，脸颊红润。有一天早晨，我们团队乘大巴去一个游乐园玩。丹尼斯非常喜欢过山车和摩天轮，他已经好几天一直在喋喋不休地谈论这次郊游了。但是，当我们的大巴到达的时候，让我极端懊恼的是，停车场上空空如也，大巴司机踩下了刹车，根本就没有跟我商量就直接宣布了坏消息："孩子们，对不起，游乐场今天不开门。"

丹尼斯立即就爆发了，他冲到我面前大叫："不！不！不！"他的眼睛往上翻，白眼珠往外转，拳头雨点般落到我的胸口。当时我试图抵抗，同时又要保护我们两个人的安全，但他一把扯下我的衬衫，在怒火中烧的当口把指甲抠进我的胸口和臂膀，造成了很深的抓伤。那个平时阳光灿烂的大男孩在失控的状态下样子十分吓人，同时又令人心碎。

在很多人的帮助下，我终于把丹尼斯拉回他的座位。坐下后，他用靠垫捂着脸，摇晃身体，很显然是因刚才发生的事情而感到不知所措。他心情好的时候总是很高兴的样子，脸上洋溢着甜甜的笑容，对周围的每一个人都很友好。但是，当体验到高度焦虑、恐惧或者困惑的时候，他往往会对他觉得最亲近的人大打出手。为什么呢？那是因为在当时的情况下，世界背叛了他的信任，就好比一记重锤把他打懵了。那天，我们的确给了他一个许诺，但是，我们让他失望了，而且是突然之间使他猝不及防。

很幸运，我终于灵机一动想到了一个办法来恢复秩序：当丹尼斯平静下来之后，我也把自己收拾好了。我站到前面给大家解释说：今天游乐场不开门。接下来，我听到自己说了如有神助的一番话："但是，我们要开始一段神奇的魔法旅行（那是在 20 世纪 70 年代，披头士乐队的唱片刚刚流行没有几年）。"丹尼斯马上抬起头来，表现出浓厚的兴趣："神奇的魔法旅行？神奇的魔法旅行！神奇的魔法旅行！"

这时，我们几位咨询师凑在一起赶紧想办法。我悄悄地问司机，附近有没有其他的地方可以去。然后我们组合了一上午的旅程，先是去一个小公园，然后是一个小型的高尔夫球场。接下来我们把计划告诉了孩子们，丹尼斯缓过劲儿来了，那天他玩得很开心，然后我们许诺改天重新安排游乐园的项目。

我能够理解，丹尼斯的情绪发作完全超出了他的控制能力，甚至是他自己无法意识到的。那件不可预测的事件引发了他的极端反应，原因在于他神经系统的基本缺陷。但我永远不会忘记那天的教训：第一，有些自闭症孩了的情绪温度可以突然间从 0 度升到 60 度，而且毫无预兆；第二，当他们情绪严重失控的时候，他们会把挫折和困惑发作到他们最信任的人身上；第三，许多不同种类的事情都可能引发他们信任感的崩溃。

信任他人

对他人的信任是对自闭症人士意义最重大、与信任有关的挑战。我们大多数人的神经生理构造使我们有能力预测他人的行为，例如直观地解读身体语言，根据他人的身体放松程度或者一个人看人的眼神，或根据当时的情境做出我们的下意识判断。但是对于自闭症人士来说，这些事情就要困难很多。罗斯·布莱克伯恩曾经说过，她的每日生活最大挑战，就是时时刻刻理解向她走来的人有什么用意："因为我发现预测别人的行为是如此困难，所以他们做的事情对我来说常常显得十分突然，因而是一种威胁。"

罗斯的这种见解很好地解释了我在克里斯多夫身上发现的防御性反应。十几岁的时候，他的沟通能力主要限于使用图片沟通系统，重复刚刚听到的话，或者一次只蹦一个单词。如果在中学的走廊里，一个同学或老师突然和他打招呼："嗨，克里斯！"他会不由自主地身体退缩，急速闪避，看上去惊恐万分，就好像是打招呼的人突然间跳出来拿刀架在他脖子上一样。

不知道应该信任谁、不知道别人接下来会做什么事，意味着生活在持久的警觉状态下，就好像工兵天天在拆炸弹一样。我们不妨设想一下：在这样一种高度紧张、高度防备的警觉状态下过日子，提防着每一个人、每一件事物意味着什么。如果你的神经系统持续地处于紧张状态，你还会对其他事情投注精力吗？那真会让人筋疲力尽，让人无法正常行使生命功能。你的所有能量完全集中在保持你的防御体系不会瓦解。

还有一些自闭症人士要应付与此几乎完全相反的挑战，这些人会反应迟缓，行动拖沓，显得无精打采。他们的面部表情也很少变化，所以难以解读他们的情绪状态。他们处于较低的唤醒水平，就好比神志不清、昏昏欲睡的状态下四处漫游，专家们称之为"低唤醒的异常状态"。由于这些人表现出的问题行为较少，他们看上去好像能够进行自我调节，所以常常被认为是行为中规中矩的。但是，他们真的没有焦虑体验吗？不一定如此。当他们感觉情绪失调的时候，这些人会内化他们的焦虑而不是表现为外显行为。焦虑情绪随着时间越积越多，但很少表现出焦虑或情绪失调，或者仅仅只有轻微的征象，那么，当他们情绪最终失控或者崩溃的时候，别人是很难提前预测的。

恐惧的作用

我们每个人都会面临让人感觉疑惑不定或受到威胁的情境。当感觉到风险或者危险时，我们的自然反应就是感觉到恐惧，那么我们或者斗争，或者逃跑。自闭症人士具有相似的先天反应，但是他们的反应阈限比我们要低很多，尤其是那些具有超级反应性格的人。引发焦虑的源头不必是一只狮子、一场大火或者一个带枪的蒙面人。每当信任感被摧毁，每当一个人所赖以生存的秩序被打破，都可能引发恐惧。

天宝·葛兰汀可能是全世界最广为人知的自闭症人士，她是动物学教授，关于自闭症话题的演讲成就非凡，表现出高度的自信与淡定。但是，她经常这样来描述她的情绪生活："我的主要情绪是，而且一直是，恐惧。"她的恐惧大多植根于她的感觉过敏。比如，打雷的声音对她而言不算什么事儿，但是，正在倒车的大卡车发出的高频率的鸣笛会让她心跳加速。

这种恐惧，我往往在跟自闭症人士初次见面时就能发现，他们的眼神和身体语言明确无误地告诉了我这一点。每当他们面临感觉不能确定的情境，每当他们暴露于信息超载的嘈杂人群中，例如，嘈杂的学校餐厅，人声鼎沸的体育馆，他们都会表现出恐惧。

杰里米上小学二年级，他从春天开始在课外活动时间表现出高度的紧张和焦虑。每当全班下课后到操场上去玩的时候，他本能地表现出抵抗，大声抗议，拒绝离开教室。这时，其他孩子都是欢呼雀跃、迫不及待地跑出去玩，而他的眼里流露出来的是恐惧。

原因最终水落石出：隔离操场的灌木丛吸引了很多蝴蝶，这些蝴蝶让杰里米毛发倒竖。几乎所有的孩子都会认为蝴蝶这种动物既美丽又迷人，为什么他会害怕蝴蝶呢？它们不咬人、不蜇人，甚至不发出一点声音。让杰里米感到害怕的是，蝴蝶完全超出他的控制能力：他不能够预测蝴蝶会到哪里去。或许，他曾经有过这样的经验：一只蝴蝶轻轻地落在他的手臂上或者脸上，让他吃惊不小，而他不能用嘘声把它赶跑。他不理解蝴蝶是怎么回事，不知道它们从哪里来，因此总是让他吃惊。处于他的发展阶段，他没有能力梳理清楚：即使蝴蝶落在他鼻子上，也不会伤害他一毫一分。他的沟通能力十分有限，所以，一个陌生的观察者会得出结论，认定他的情绪是非理性的，他的精神是异常的。但是，实际上他的行为是可以理解的。在一种非常原始的水平上，他是在尽力防护自己的安全。

为了帮助他，我建议他的老师给杰里米提供一种控制感：用大量时间让他玩象征性的、用剪纸做成的蝴蝶，让它们在他面前飞来飞去，让杰里米有机会把它们赶走，同时说："蝴蝶，再见！"他还花时间去查看有关蝴蝶的图书，以便理解它们是无害的小生物。这样一个新架构帮助他克服了对蝴蝶的恐惧。

莉莉的恐惧独具一格：她害怕各种雕像。她 7 岁的时候和班级同学午饭后一起在公园里散步，突然间她看到一个人骑在马上的雕像，恐惧的神情涌现在她的脸上。一个不会活动的青铜雕像为什么会让孩子如此害怕？那是因为它违反了逻辑。他看上去像个人、它看上去像匹马，但是她知道的规则、她理解的世界却是：人和动物都会动。公园里的那尊雕像粉碎了莉莉关于人、动物的总体观念，所以她感到惊恐不安、高度紧张、十分恐惧。我曾经发现，自闭症儿童观看集市上类似雕塑和机器人的游行表演时，也有类似的反应，因为那些活人行动起来不像是活人。

帮助儿童克服恐惧

　　自闭症儿童的这种恐惧有时很难克服。奈德在纽约市上小学五年级，当老师宣布大家即将乘坐斯塔滕岛渡轮去旅行时，奈德就害怕起来了。他的同学听到这个消息都很兴奋，于是开始设想各种情境。有一个女孩谈起他们在海上可能会遇到大浪，有一个男孩问别人从渡轮上可否看到海鲸，奈德关注的却是别的事情：他从新闻上听到的一个渡船失事的事故。接下来，他又提到另一个灾难：泰坦尼克号撞沉了。这些联想对他来说意味着斯塔滕岛渡轮游绝对不可以去，所以，他固执地拒绝考虑与同学们一道去旅行。

　　随着旅游的日期迫近，奈德越来越偏执地关注泰坦尼克号，他到处去找那次海难的照片，看电影，反复不停地询问老师和家长："一个人身处海底，鱼群在旁边游动，那会是一种什么感觉？"很显然，要让他参与这次旅行看起来难上加难。老师和家长请我去帮忙，我们见面的时候谈起这个挑战：奈德感到不安全。我们一致同意首要的任务是要让他安心，需要给他提供足够的信息，确保他相信旅途是安全的。我们大家一起对他解释，在渡轮上他有各种防护：救生衣、救生船，一旦遇到问题可以预防不测。他安静地听着我们的解释，但是，听到问题这个词的时候，他突然喊起来："什么样的问题？"比以往任何时候都显得焦虑不安、惊慌失措。

　　为了使他镇定下来并鼓励他不要害怕，我们重点做了两件事：第一，通过向他描述跟朋友一起上船的乐趣，如在船上他还会看到巴特里公园里的彩旗以及其他各种让人开心的事情，我们努力创造积极的情绪体验；第二，我引进了勇气的概念，即"一个有勇气的人会努力去做哪怕有点儿吓人的事情，有勇气的人会信任他的同伴。"

我们绝没有强迫他参加旅行，奈德吓坏了，他的恐惧导致他情绪失调。违反他的意志，强迫他参加旅行只会让事情雪上加霜，那样做也会损坏他对周围成人的信任，必须让奈德真实地感觉到参加旅行是他自己的主动选择。所以，与他的家长商量之后，我们告诉他，他有两种选择，一个是选择做勇敢的人，也就是要直面自己的恐惧；另一个是可以那天在家里跟妈妈在一起。我们允许他临近旅行之前再做决定。

日期到了，他做了这样的决定："我要做一个勇敢的人。"

奈德参加了旅行，与同学们一起度过了美好的时光。一个月之后，我们俩见面的时候，他很自豪地告诉我："巴瑞老师，我上了游船，船晃动的时候我有点害怕，但是我很勇敢。"我能够感受到他的自豪，他的父母也是如此。他有理由庆贺自己的成功，从那以后，他经常利用"做一个勇敢的人"这个观念，帮助自己应对挑战性的情境，而不像过去那样一味逃避。

奈德的恐惧提醒我们：正常孩子求之不得的一项活动可能会让自闭症孩子心怀恐惧。有一次，我参与设计一群自闭症儿童的节日派对，发起人的想法是：对自闭症儿童来说，参与常态的节日派对是非常困难甚至是不可能的。我们想为这些孩子提供一次特殊经历。我们想要家长放松下来，不要担心孩子的行为问题，参与规划的教师、家长和志愿者都小心翼翼，致力于创造一个安静的环境，避免强烈刺激，以便让孩子们感到舒适和愉悦。我们带来孩子们熟悉的玩具，制作了各种视觉支持用具，帮助孩子们选择自己喜欢的活动，并把幼儿园所教过的各种熟悉的程序融合进来，减少孩子们的陌生感。

派对进行得十分顺利，但是接下来圣诞老人出现了，其中一个孩子的父亲邀请了一个志愿者来扮演圣诞老人，但是这位志愿者显然对自闭症了解甚少。他突然间大声地敲门之后推门而入，身穿红袍，连声高叫："嚯！嚯！嚯！"他的突然出场让孩子们大吃一惊，吓得四散奔跑，有的大哭起来，有的瘫倒在地上，有的躲在墙角，有的躲到父母身后，还有的躲到大衣柜里。这位圣诞老人就如同他们感知上的一场海啸，本来节日派对对孩子是完全陌生的背景，已经让他们充满了刺激和兴奋，他们已没有能力应对额外的刺激。尽管我们做了充分的准备，但还是出了意外。接下来，我们尽最大努力进行危机管理，帮助惊魂未定的孩子们恢复常态。

由于意外情境引发恐惧和焦虑时，自闭症儿童有一些常见的反应模式：他们会逃避，会惊慌失措，有时他们会僵在那里一动不动，就好像一群小鹿在聚光灯下面会僵住一样。美洲有一种晕倒羊，具有先天性肌肉强直症，受到惊吓很快就晕倒在地，它们就像冻僵了一样，马上晕倒。很多自闭症儿童的行为表现看上去与此很相似，当他们感觉极度焦虑、惊恐、紧张的时候，他们会僵在原地。有时候，他们会紧闭双眼，双手捂住耳朵，似乎是要关闭通向世界的大门。

这一类的强烈反应通常会让家长以及其他与这些自闭症孩子打交道的人百思不得其解：一方面，这些孩子会被一些例如蝴蝶和雕像等日常司空见惯的、绝对无害的事物吓得半死；另一方面，对那些真正危险的东西，他们反而毫不畏惧。为什么自闭症孩子见到一个青铜雕像会发抖，却能够毫不畏惧地冲进车流中间、爬上楼顶或者乘坐过山车，没有丝毫胆怯。

我们必须理解，那些身处危险情境而毫无恐惧的孩子确实没有感觉到恐惧。一个 6 岁孩子爬上房顶的时候，她并没有对她的处境进行评估，也没有考虑有可能出现的后果。她的行为完全是本能的：我爬到那里，然后我就会看到在地面上看不到的东西。她没有考虑风险是因为她根本就没有意识到风险，她的身体没有恐惧感，而身处险境实际上激发了她高度兴奋的快感，她的大脑没有发出危险预警的信号，她的心灵也不会预测从房顶上摔下来的严重后果。她对一只蝴蝶感到惊恐不安，是因为她不能控制那只蝴蝶，但是从七八米高的房顶摔到地面，这种景象根本不会出现在她的意识中。由于她只是关注当时的感觉体验，因此对伤害性的后果丝毫没有任何担心。为了解决这类令人担忧的问题，很多自闭症儿童的教育项目特别关注安全问题，致力于帮助儿童切实理解哪些情境可能具有风险和伤害。

控制：面对恐惧和焦虑的自然反应

每当我们的信任感遇到挑战，或者感到害怕和焦虑，我们的自然反应就是试图实施控制。有些自闭症专业人员总是用负面的术语谈论控制，他们会说："啊，她又在试图控制。"或者"他在试图控制谈话。"但是，如果我们理解行为背后的动机，就会很清楚地看到，这类行为其实代表着应对焦虑和情绪失调的策略。有些专业人员千方百计从自闭症儿童那里争夺控制权，但是这样做对孩子没有任何帮助，他们实际上是在引发更多的情绪失调。因为他们的做法恰恰是干扰了孩子自我调节的策略。

喋喋不休地谈论一个固定的话题（火车、恐龙或者汽车等），是一种实施控制的方式（见第 3 章）。一个孩子可能在社交情境下情绪不安，六神无主，因为他不能预测对方将会跟他说什么或者问什么。当他用自己感兴趣的话题滔滔不绝地填充了对话中的大量空白，会使他产生一种有效的控制感。自言自语防止了对未知情境的焦虑。

有些孩子用滔滔不绝的话语来应对焦虑，另一些孩子可能会退缩到沉默不语的状态进行自我保护。11 岁的格蕾丝，刚刚转到一所新的学校。她的适应能力不错，可以顺畅地在学校里生活，到餐厅吃饭，坐在教室里上课，跟治疗师一起做游戏。但是她从来不说一句话，而且从来不会有笑容。

这并不是因为她不会说话，她在原来的学校会说话，但在新的学校她变得沉默寡言，有需求的时候她使用手势。学校里的人报告说，整整七周时间里，他们只有一次听格蕾丝低声说过一个词："奶酪。"

她的妈妈说，尽管她的大多数话语是回声式的，但格蕾丝在家是说话的，而且她还会朗读。她妈妈在家的录像显示，孩子经常微笑或者放声大笑。这位母亲要求学校老师不要对女儿施加压力，逼她说话，她害怕这样的做法会增加她的压力而于事无补。那时，我在那个学区担任顾问。我也同意，与孩子建立信任性的关系更为重要，应该多鼓励她主动参加活动，积极与人沟通（尽管是非言语的），而不要逼着孩子违心地学说话。

有些专业人员可能会把格蕾丝的行为称为"试图控制"或者"故意抗拒"，也就是有意、固执地拒绝说话。然而我看到的是一个意识清醒、相当聪明、很有能力的女孩，她只是对新的环境深感焦虑，还不知道应该信任谁，如何信任。不说话是她的应对方式，是她给自己学习情绪调节的机会，是实施自我控制的努力。她表现出来的选择性缄默症在正常发展的孩子身上偶尔也会见到。这主要不是言语和语言问题，而是严重情绪焦虑的表现。

后来，学校里的老师和治疗师与她建立起了信任性的关系。当她感觉轻松愉悦并且准备好了以后，她开始在学校里大声朗读，最后终于愿意开口说话，与同学们游戏互动，而且有了笑容和笑声。信任建立起来了，而她妈妈的本能反应，即不要逼她说话，被证明是完全正确的。

儿童怎样获得控制感

有些儿童试图用不明显的方式获得控制感：他们在头脑里创造自己的规则，以便理解世界，并试图让世界按照他们的逻辑来运行。荷西读二年级，他在参与设计自己的 8 岁生日派对。但在考虑来宾的名单时，荷西决定只邀请一类人：他班上的男生。家长和老师都建议说：还应该包括班上的女生，还有学校里的另外一些孩子，以及亲朋好友的孩子。但是，荷西不为所动，只请同班的男孩。倒不是因为他不喜欢其他孩子。他对自己认识的很多孩子都有浓厚的兴趣，但是，生日派对的来宾名单却只限于一类人，不知是什么原因。

那个月我正好在他的学校做顾问，我与他的母亲、老师们还有一个治疗师一道商量，来帮助荷西规划他的生日派对。其中有些成年人直接提问：为什么荷西会如此固执己见？是他完全不在乎别人的感受，还是因为他不能容人？我认为都不是，我的猜测是：很简单，他觉得自己没有能力应付，他从来没有规划过这样的活动，这肯定让他感到巨大的压力，因此无法考虑他所认识的所有人。他实施控制的方式就是创造一个规则，不管它有多少道理，这样就可以把太多的可能性简化到较小的范围。这样一来，事情就会显得简单明了，焦虑的情绪就会得到缓解。

他的父母想要鼓励荷西，增加派对客人的类别。但是我知道我们不可能通过长篇大论的解释来修改他的逻辑来达到这一目标，也不可能把我们的规则强加给他。我们知道荷西喜欢桌游，所以我们设计了一个类似桌游的网格，把他认识的孩子们分成不同类别：表亲、同学、棒球队队员、男孩、女孩等。老师和治疗师总结出生日派对游戏的规则：每一个格子至少要选一个孩子，比如同班男同学、同班女同学、男表亲、女表亲等。荷西玩得很起劲，填完这些格子之后，他还可以选择别的孩子，把他们按自己的愿望填进其他的格子。这种分类法让他感觉到有意思，游戏的过程合乎逻辑，也可以预测。这样的结构有助于把原来觉得难以决策的难题化繁为简。总之，荷西获得了一种控制感。

对控制感的需求也有助于我们理解自闭症人士更感困难的一个问题：饮食。很多家长想不通，为什么孩子会如此偏食？有的孩子只吃某种颜色的食物（例如米黄色）；有的孩子本来吃绿菜花，但是碰到过鸡块的绿菜花就不吃了。在一所专门接收自闭症儿童的幼儿园里，我发现每一个孩子对三明治的夹心都有各自的偏好，而多数孩子午餐时间都会仔细检查他们的三明治夹心，以便确定里面没有掺杂他们不想要的东西。布莱恩不吃奶酪，所以如果他发现妈妈偷着放进了一点点奶酪的碎片，他都要仔细地把它们拣出来。

通常这些偏好与感觉异常有关，自闭症儿童可能会十分在意某种食物的质地、温度、气味或者味道。他们吃什么、怎么吃、吃的时候有哪些仪式化动作等，都是他们实施控制的方式。这样做是为了让他们的世界感到更安全、更可靠。

事实上，很多不会说话的自闭症人士会通过选择食物明确地表达他们的需求。我在夏令营工作时认识了罗恩，那年我 19 岁，他 15 岁。他块头很大，肌肉发达，不会说话，只有在兴奋或者紧张的时候才会发出声音。那时是 8 月份，他身着短裤，却穿着黑色的高筒军用皮鞋。罗恩有很多仪式化的动作，以便让自己感觉舒适。从宿舍到餐厅的路上，他用脚使劲剁每一块地板砖，而且在经过枫树的时候，他会一边使劲摩擦树干，一边喃喃自语。高兴的时候，他会发出高频的尖厉叫声，同时，把他的手指头向着眼睛的方向不停摆动。罗恩无声的威严表情以及他对日常活动细节的关注，给我留下了很深的印象。

在我到营地上班的第一天，有一个熟悉罗恩的咨询师告诫我：绝对不可以给罗恩吃任何带有沙拉酱的食物。第二天午餐的时候，我在尽心尽意地工作，尽量整齐高效地分发午餐，脑子根本就没转。我在罗恩的面前摆了一盘土豆沙拉，然后转身走开了。突然间，我觉得有件东西落在我的头上。罗恩把那盘土豆沙拉扣在了我的头上！我在匆忙之中根本就没有想到土豆是沙拉酱拌的。这不算是一种暴力行为或者攻击行为：通过拒绝我分发的食物，他是在提醒我他的食物偏好，行使他的控制感，宣誓他的人格主权。这就等于是他的一种说话方式："我叫罗恩，欢迎来到夏令营！"

人际关系中的控制感

面对充满困惑、压力超大的世界时，想要获得控制感的企图通常会延伸到人际关系领域。米格尔和威廉都是学前班的自闭症儿童，他们彼此吸引，难以分开。但是他们的老师很担心：米格尔开始出现捣乱行为，他在教室和操场上总是紧紧地黏住威廉,几乎形影不离。老师对我说:"他有时会命令威廉坐在他旁边,而现在威廉开始使劲地推搡他,因为威廉不想让他缠着自己。"

追问背后的原因总是值得的。所以,当我和老师见面的时候,我询问米格尔最近有没有什么变化,或许家庭里发生了什么不寻常的事情。事实确实如此。米格尔的父亲滑雪的时候摔伤了腿,在医院躺了好多天,米格尔的家庭常规面临着突如其来的变化。父亲不在家里,母亲去医院探望病人的时候把他交给一个护理工。在他看来,世界发生了惊天动地的改变。他每天需要依赖的那些人,现在都不可靠。不难理解,他现在尽其所能在实施控制,纠缠于他可以依赖的亲密关系而不想松手。

建立信任

据老师说,乔纳自从上初中就遇到了大麻烦,变得越来越不理会同伴和老师。他没有任何朋友,上课的时候总是把头埋在桌子上。他很聪明,很会说话,上小学的时候算是相当成功的。我在那所学校做顾问,有一天,他答应和我说话,他告诉我他经常感到悲伤。他不喜欢老师,而他的同学们以前会喜欢跟他谈恐龙、棒球、电子游戏,而现在都不理他了,他很不开心。

我问他:"在这个学校里,你有一个可以信任的人吗?"

他说:"一个也没有。"

我问他:"那么,要交一个可以信任的新朋友,需要做哪些事呢?"

他的回答是:"认识长达一年,到我家、到他家要去四次。"

像很多自闭症谱系的人一样,乔纳很难对他人产生信任,这就使得他很难与他人建立密切关系。据我的经验,因为自闭症人士所感知的世界充满了疑惑，让人难以预测，信息严重超载，所以建立信任性的关系是帮助他们更好适应的关键。很多自闭症人士经常体验到种种误解：他们经常误会别人的行为，而同伴、教师、陌生人甚至熟悉的家人也经常会误解他们。这种误会出现得越频繁，自闭症人士就会越来越不信任其他人，他们会把自己完全封闭起来，与外界不再发生联系，因为他们觉得：为什么我还要费劲地去尝试呢？在生活发生变故的时候，例如，换学校、日常生活程序的改变、人际关系变得越来越复杂等，都让他们不知道如何适应，应该去信任谁。

所以，很关键的任务是他们生活中的那些人，例如家长、老师、同伴、专业人员要格外努力与他们建立信任性的关系。我从自己多年的经验，还有极其珍贵的自闭症谱系朋友那里学到：**不是要求或逼迫自闭症人士学会改变，而是我们自己必须首先改变。我们改变的时候，自闭症人士也会改变。**

但是，实际情形却往往是与此相反：自闭症人士周围的那些人，往往是增加他们焦虑和恐惧的源头，而不是缓解压力的动因。

如果我们只是一味地发出信息："你必须改变"，我们就是在无意间告诉他们："你做得不对。你把事情都搞砸了。"我们就这样粉碎了他们的自尊，最终粉碎了他们的信任。儿童不能信任他人能够理解他们并提供支持，儿童不能信任这个世界是一个安全的地方，因此，焦虑会与日俱增。我们可以做哪些事情来帮助自闭症人士形成信任性的关系呢？

- **认可自闭症儿童沟通的尝试。**信任性的关系最核心的要素之一是：感觉到对方在听你说话。尽管自闭症人士通常使用非口语的方式沟通，即使说话，他们的语言也属于特异性的口语，但他们身边的人们必须尽量学会聆听、认可，而且如果可能的话，要做出反应。这样做往往需要巨大的耐心，这是干预取得进展的不可或缺的基本条件。
- **在干预事件中分享控制，以促进自主性的发展。**设想有这样一个婚姻：一方总是想主宰局面，对配偶呼来喝去，那么受害的是彼此之间的信任。同样，对自闭症人士不要一味地施加外部控制，而是必须提供选择的机会，让他们在规划活动、日程安排以及生活的方方面面进行自主决策。当他们感觉自己受到尊重，对自己的生活有了效能感，他们就会对周围的人更加信任。

○ **认可当事人的情绪状态。** 自闭症人士情绪失调的时候，会从事一些不合时宜甚至具有破坏性的行为。我们不应该一味地责备他们，而是应该停下来问自己："他现在有什么样的感受？我能做些什么来缓解他的焦虑？"如果我们这样做反应，就会减轻而不是加重他们的压力，从而建立信任关系。

○ **尽量做到可靠、稳定、清楚。** 自闭症人士常常觉得各种社会交往情境让人困惑，觉得难以解读社会交往中他人行为的微妙细节。我们需要有足够的耐心教给他们有关的社会规则和期望，并清楚地解释这些规则存在的理由。只是简单地声明这些规则是不够的，对于语言理解力较弱的自闭症人士尤其要注意这一点。如果一个自闭症人士不能理解这些规则，他可能会觉得十分讨厌，因而拒绝遵从这些规则。但是，如果我们耐心细致地跟他们讨论为什么要有规则，说明我们大家都要遵行它们，我们表现出的就是更多的尊重。如果我们自己清楚而透明地表达我们的用意，而且保持言行一致，我们就是在帮助他们获得信任感。

○ **要庆贺成功。** 很多与自闭症人士打交道的成年人（包括有些父母）太多地关注消极面，他们眼里只有症状和困难。我们很难信任一个总是使用负面的内容评价和指责我们的人，很难信任一个总是想改造和修理我们的人。自闭症人士的生活本来就已经充满挑战，所以他们不需要别人不断地提醒他哪些事你做不好，或者哪些事你总是做错。如果我们聚焦于成功而不是失败，就会帮助他们树立自信，提升他们的能力，使之信任我们、信任别人、信任这个世界。

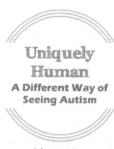

第 5 章

情绪记忆

有一次，我到布法罗的一个学校去参观，十几年前做研究生的时候我曾经在那里为几个自闭症儿童做过干预。走在熟悉的学校大厅里，我想到了我很喜欢的那些孩子，心里在想："他们现在应该是什么样子？"当我走进一个带有小厨房的教室时，看到十几个少年和青年人正在一起动手做早餐。其中一个学生 18 岁左右，身高 1.8 米，浑身充满了活力，他从房间的另一端盯着我看，似乎很快认出了我，面带微笑看着我，踮着脚尖跳跃，然后身体前后晃动，兴致勃勃地说起话来。

注意到了他的反应，他的老师向我走过来："我知道你过去在这里工作过，你认识波尼吗？"

我记得我曾经研究过的一个男孩叫波尼，那时他大概六七岁的样子，那位老师招呼房间对面的那个青年："波尼，过来一下，我介绍你认识个人。"

波尼满脸带着微笑，满是兴奋地向我奔跑过来，很显然，他认出了我。但是，他打招呼的方式却完全出人意料。他紧紧地给我一个拥抱，说："原来是巴瑞！让我们坐下来，这样我们可以系鞋带。"

过去的经历马上浮现在眼前：那时我曾经在上课时带过波尼，我的任务之一就是教他系鞋带，而且持续了好几个星期。

他重复说道："让我们坐下来，这样我们可以系鞋带。"他说话的时候似乎不像是回忆，而更像是重新体验过去的生活。他的脸上洋溢着灿烂的笑容，一遍一遍地说："让我们坐下来，这样我们可以系鞋带。"我能够听到他的声音所表达的兴奋和愉悦。

再讲一个故事。有一天，路易斯给我打电话，说他和他的太太对 4 岁儿子朱利奥那不可思议的习惯感到困惑不解。每当他们在一个特定的十字路口停车，一直不会说话的朱利奥马上惊恐发作，他会突然大哭起来，双手捶打头部，劝告也没有用。路易斯告诉我："我们感到十分困惑，这是因为什么呢？"

我也是听得一头雾水，我问道："你们可以避开那个路口吗？"

路易斯说："不行。"那个街口是他们夫妻两出门经常要路过的，想完全避开十分困难。

我没有现成的答案。我提醒他说："很多家长需要像侦探一样来寻找原因。"我建议他们细心关注各种可能的线索。

三天后，路易斯又打来电话，他说："我觉得我们找到了原因。"他告诉我，朱利奥一岁半的时候发过一次危险的高烧，脱水十分严重。家长带他去一个医疗站，医护人员不得不把他捆住，植入一个静脉注射的管子，为他输液。在那里，他表现出不可抑制的害怕和惊恐。

接下来，路易斯找到了线索：在朱利奥惊恐发作的十字路口，可以看到一处白色粉刷墙的建筑物，外观很像他当年看病时插管子的诊所。很可能他对当时的经历有着过于强烈的记忆，所以看到一处类似的建筑就引发了创伤性的记忆。

波尼的情况似乎是重温学习系鞋带的愉快经验，而朱利奥却是突然间回闪到剧烈疼痛与惊恐的创伤经验，看到一处白粉墙的建筑足以引发彻头彻尾的惊恐发作。

情绪记忆的影响力

上面讲的两个故事，一个是愉快的回忆，另外一个是创伤性的回闪，表明了情绪记忆对于自闭症人士的巨大影响力。每当我们想到记忆，往往会想到各种实际的信息，例如我们曾经收到过的客观而中性的信息，我们遇到或认识的人，我们去过的地方等等。然而，除了这类事实之外，我们还有相关的情绪体验的记忆。在我们的心灵里，我们会下意识地为各种情绪贴上标签：愉快、悲伤、痛苦、挫折、喜悦、难过等。

我们每一个人都会在不同程度上有这种体验，每当我听到《月亮河》这支曲子，都会不可抑制地变得十分伤感。这是我母亲最喜爱的旋律，我12岁的时候母亲就过世了。现在50多年过去了，我至今仿佛仍然能听到她哼唱这支曲子。更为常见的一种体验是，在毕业多年后的高中同学聚会上，你看到一个同学，叫不出他的名字，但你清楚地知道上学时你是喜欢他还是讨厌他。有关事实的信息可能会溜走，但是跟他们有关的情绪却深深地镶嵌在心灵深处。这就是我们人类的生活方式。各色人物、处所、活动等，如果有积极的情感联想，就会吸引我们；如果是与让人难受的负面情绪记忆相关联，我们就会尽力去避开，因为仅仅想起来，就会有不舒服的感受。

所有这一切，在自闭症人士身上都要放大若干倍，因为他们的记忆能力通常特别突出。虽然，只有小部分自闭症人士拥有特殊的天才技能，就像我们在电影《雨人》中所看到的那样，但是，很多家长和老师都对自闭症儿童的超常记忆能力感到惊奇，这些孩子往往对自己生活中的事件、出生日期或者地理信息有超常记忆。人们讨论得很少，但其意义特别重要的一个概念是：情绪记忆。由于它的影响力巨大，不管正面还是负面，对我们进行自闭症干预都有特别重要的意义。

这是一个看上去自相矛盾的现象：由于神经生理的特殊性，自闭症儿童有很强的记忆能力，但同时他们也因此积累大量的负面经历。因为，他们比正常发展的儿童要经历更多的困惑、社会误解和感觉异常的挑战。正因为如此，一个看上去微不足道的联想，比如看到一处白房子或者一个熟悉的老师的脸，就可以引发一个被夸张很多倍的戏剧化的反应。

用记忆解释行为

我们发现一个人的行为令人迷惑或难以理解，通常是因为站在我们面前的这个人正在体验强烈而生动的记忆，就如同当年的事件正在眼前重现。当波尼因为我们共同的系鞋带经验而兴奋不已的时候，他并不是在回忆过去的事实，他的那些记忆如此强烈而不可抑制，使他如同活在彼时彼地，有身临其境的感受。

当自闭症儿童突然间情绪失控，或者惊恐大发作而没有任何预兆和明显的原因，我们大概可以推定，他正在体验一些我们不知道的负面情绪记忆。朱利奥的惊恐发作就是这样。我们可以肯定，这个小男孩不想回到诊所里的那些痛苦时刻。但是，因为看到了那所白房子，他突然发现自己活在那个"当下"：他身不由己，充满了恐惧，因为疼痛而哭喊。因为没有事先的预警，焦虑和恐惧程度也不是一步步逐渐地增加，所以家长和老师不太可能在情绪发作前就提前介入，并提供支持。情绪记忆的机制不是那样的。朱利奥不能够理解：住院是几年前的事，现在情况变了，十字路口的白墙也不是当年的诊所了。视觉图像直接引发情绪记忆，他没有办法切断这种连接。

激发因素有很多种，比如说一个名字。11岁的米格尔口语表达的沟通能力十分有限。但是，当他的妈妈莱斯利告诉他家里要雇一个名字叫詹妮弗的新护工带他上学和在家时，孩子马上用发音做出反应，他告诉妈妈："不要詹妮弗！不要詹妮弗！"

孩子甚至没有见过这个女人，所以妈妈想不明白为什么他的反应会如此强烈。过了一段时间，莱斯利才搞清楚孩子为什么会有这种反应：米格尔蹒跚学步的时候，他的保姆名字就叫詹妮弗，莱斯利对她很不满意，后来把她开除了。后来，米格尔解释了真相：保姆有暴力虐待的行为。他费了很大的劲儿说出了一个句子："詹妮弗打米格尔！"虽然新来的詹妮弗是一个完全不同的人，但对孩子来说并无区别。米格尔听到这个名字，马上激发了情绪记忆，让他无从逃避。根据临床经验，我习惯性地发现：通常一个单词会引发自闭症儿童的创伤性记忆。很多孩子听到有人叫我"巴瑞医生"，他们马上紧张起来，不是因为我做了什么坏事，而是因为"医生"这个词。

有一次，我到8岁的自闭症儿童比利家访问。我在客厅里等待，父亲大声喊："巴瑞医生来了！"

比利不仅不出来迎接我，还大声抗议道："不要打针！不要打针！不要巴瑞医生！不要巴瑞医生！"

比利以前没有见过我，但是听到医生这个词就激发了他的负面情绪记忆，似乎让他回到了当时的儿科医生诊所。我试着安慰他说一切都很好，但是他十分沮丧，躲进了洗手间，反锁上门，隔着门我们能听到他在哭喊，后来又自言自语："我不要打针！我不要打针！"他的父亲设法劝解："亲爱的，巴瑞医生不是打针的医生，而是做游戏的医生。"大概过了十分钟，比利才安静下来，集中注意力听我们说话。我们听到他对自己大声重复："巴瑞医生不是打针的医生，而是做游戏的医生。"最终，他从洗手间走出来，我们在一起度过了一段相当愉快的时光。

假如比利不会说话，或者他不会说"不要打针"，而是发出了别的只有他自己懂的声音，他的爸爸和我都不知所云，会怎样呢？因为我的来临而引起他突然的恐惧反应就会是一个不可解的谜团，要弄清楚这个现象的真实含义就需要做更多的侦探一样的工作。

事实的真相是：情绪记忆根本不需要使用语言。诺米是一个在学校工作的言语-语言治疗师，8 岁的麦克斯无论如何都不肯进她的办公室。诺米很清楚原因在哪里。前些日子都是她到教室里把麦克斯带过来做治疗，有一天天很冷，因为麦克斯有感觉异常的特点，所以穿着厚厚的毛袜。走廊上铺着地毯，老师带他过来的时候，他用脚蹭着地毯走。到办公室门口时，老师让麦克斯开门，他一碰到门把手——嚓——他着实被静电吓了一跳。虽然没有什么实际的危险，但受到惊吓仍然是不愉快的体验。

此后的几周时间，麦克斯拒绝走近诺米的治疗室，即使不得不从走廊经过的时候，他也会把身体贴着办公室对面的墙壁迅速通过，就好像那个门把手是一个小动物，曾经开口咬过他一样。诺米用了 3 个月时间，才帮他克服了那个负面的情绪记忆，不再害怕到她办公室做治疗。

我们会问：为什么不可以给他讲道理呢？对于自闭症儿童来说，情绪记忆导致的反应是身体性、原始性的。通常这些儿童没有能力通过推理来克服一个情境性的恐惧，不会通过推理来对自己说，发生过的事情并不意味着还会再次发生。正常发展的儿童可能会做这样的理性分析：噢，我是被电了一下，但这是以前的事，以后不会发生了；而且，即使真的发生了，也不是很糟糕啊。甚至他会勇敢地再去做一次静电刺激的尝试，来探索周围的世界。但是，对自闭症儿童来说，一个情感记忆会把他的心智完全锁住，要打开会很困难。

　　史蒂芬的情况也是这样。进入一个新的学校之后，整个秋季他都在稳定地进步。但是，有一天发生了一件意外事件。那天学校里正在进行消防演习，而当时他正站在警报器的下面。史蒂芬有感觉异常问题，对巨大的噪声尤其敏感，所以一直过了好几个星期，他才能够再次走进学校的大门。在这之前，学校是一个让他战战兢兢的地方。

激发因素的多样性

　　大多数自闭症儿童的家长都清楚，要预测什么东西会成为一个激发因素是很难的。通常，我们会发现，周围人最善良的用心、最平凡的小事，也可能不经意就激发孩子一个本能性的、强烈的反应。斯科特，7 岁，在上小学。每次到这个学校去，我就会对他进行观察。那天，他在体育馆围着跑道跑步，从我身边经过的时候，我下意识地微笑着对他说："斯科特，干得好！"

　　他停了下来，看了我一眼，显得很不高兴，他板起面孔严厉地说："'干得好'不行！不要说'干得好'！"

　　他是在故意违抗吗？还是用他独有的方式进行控制？

　　下一圈他跑过来的时候，我故意忍住不吭声。但是，再一圈的时候，我向他竖起大拇指，斯科特停下来，瞪着眼看我："你是说'干得好'"他重复道，"'干得好'不行！'干得好'不行！"。

　　后来我了解到，为什么斯科特会因为我不知情的、好心好意的夸奖而感到受了伤害。上一个学年，他跟一位传统做派的行为治疗师做个训，两人长时间地面对面坐在小桌两边，进行一对一的训练。治疗师使用口语和实物奖励，对孩子的每次努力进行强化。"干得好！"就是她的咒语。但是，斯科特对这一类的训练已经十分反感，他感觉自己好像是被操控的小木偶。在体育馆，当我说"干得好！"的时候，我真心诚意地表达了我的友善，但是，在斯科特的心目中，这句话让他回到了一年前的糟糕处境，所以，他的愤怒和不悦马上涌现出来。如果我只是一个"干得好！"专家，甚至是一个"大拇指竖起"专家，那对他是不起作用的，所以，他想让我知道这一点。

孩子们并不总是能够这样清楚明白地告诉我们，哪些事情让他们不开心。新学年刚开始的时候，二年级的老师不明白为什么：她的学生爱丽丝每到上午 11 点半就习惯性地开始哭泣，变得缠人。爱丽丝不会说话，因此没有人能够知道究竟是什么让她情绪失调。老师们曾经试着给她吃点心，心想也许她是饿了，可是没有效果。老师还试着改变教学活动的节奏，但是爱丽丝到时候还是会哭，每天如此。这真是让人困惑难解。

他们请我介入。我找到爱丽丝上一学年的任课老师，描述了爱丽丝的情况。那位老师不假思索地就有了一个想法。"去年每到 11 点半，我们带爱丽丝到操场上去，让她荡秋千。"通过这种方式，在上午快下课的时候让她更好地调节自己的情绪。如果外面在下雨或下雪，就会有人带她到体育馆去荡一会儿秋千。但是无论如何，上午 11 点半都是她的秋千时间。

谜题解开了。爱丽丝没有办法告诉我们，但是她对秋千时间的情绪记忆是十分强烈的。尽管过了一个暑假，换了老师和教室，她还是能够把每天在校的具体时间和荡秋千的身体记忆联系起来。不管她是否明确地意识到去年的时间表与活动之间的关联，她的情感记忆的确在起着重要的作用。

我一个同事的儿子迈克也有这种情况，他经常用不同的方式自言自语。有一天下午，我开车带迈克去旱冰场，他坐在副驾驶的位置上，开始了他与某个想象中的医生之间自言自语的"对话"。"博伊医生，很高兴看到你。"他对着空气大声说，"博伊医生，最近好吗？博伊医生，今天想做点什么呢？"

我碰巧知道他谈论的这位博伊医生已经故去，于是我问道："迈克，博伊医生在这里吗？"

他脸上带着微笑，告诉我："不在，巴瑞老师。我在假装对博伊医生说话，因为他是一个好人。"

这种情境我们每一个人其实都很熟悉：一个人去世了，但我们会不时回忆起与他相处的愉快瞬间。迈克不关心别人会怎么看他，所以他就坦然地把心中的一番对话大声说出来，而我有幸见证了他十分正面的联想记忆。

创伤后应激障碍的启示

虽然我们都有情绪记忆的经历，但我们多数人都不会因为情绪记忆而情感失控。或者说，情绪记忆不会妨碍我们的心智功能，干扰我们的生活。所以，有些家长和老师看到自闭症儿童对负面情绪记忆的极端反应，会猜测这些孩子是不是患有某种形式的创伤后应激障碍（PTSD）。创伤后应激障碍是一种极端形式的负面情绪记忆，是个体在经历严重创伤之后留下的消极后果，例如，亲身经历或旁观了暴力伤害事件，遭受过身体虐待或者性虐待，或者经历过十分悲惨的交通事故。

自闭症与创伤后应激障碍有区别，也有部分的重合。如果记忆总是持续闯入性的或者严重影响当事人的生活功能，一般会被诊断为创伤后应激障碍。大脑的研究表明，人脑对情绪记忆的加工区是杏仁核，这是负责情绪和记忆的边缘系统的一个重要部分。让个体回想起创伤事件的情境，可以激发压力荷尔蒙的释放。而这会刺激杏仁核，使之释放更多的荷尔蒙。造成的后果就是严重的情绪激惹，表现为思维奔逸、愤怒以及过度警觉。

这一机制可以说明为什么从战场归来的士兵有时会感觉自己身处最为惨烈的战场情境之中，他会觉得自己在重新体验一个战斗场面，而不是在事后重新记起遥远的回忆。我们看到他坐在家中的客厅里，但是在他的心里，他正身处巴格达的战壕中。

在自闭症儿童身上，情绪记忆很少像创伤后应激障碍那样严重影响个体生活。但是，自闭症儿童的情绪记忆往往会导致突然而剧烈的行为改变，让家长和老师们觉得困惑。对创伤后应激障碍的研究有许多宝贵的见解，可以让家长和专业人员更好地帮助自闭症人士学习应对，以便克服负面情绪记忆的影响。一个重要的启示是：**一旦我们有了一个创伤性的记忆，我们便很难简单地把它擦掉，它会在大脑里留下印迹。**用电脑来做个比喻，就是你不能把它从硬件里删除。任何有关的词语、图像或者是气味都有可能激发这个记忆。

假如，你开车撞了一辆红色的沃尔沃，接下来，只要看到公路上疾驰而来的任何一辆红色车辆，都会让你感觉到高度焦虑。但是，几个月之后，看到红色的车辆而没有发生事故，你就会感觉比较安心，那种惊恐的情绪就消失了。这并不意味着那次事故的记忆已经彻底消失，它只是被更正面或者至少是中性的记忆所覆盖了。同样，儿童负面的、痛苦的记忆也可以被正面的记忆所覆盖。

有时候，家长和其他人可以帮助儿童创造正面的情绪记忆。安娜在上学前班，她特别害怕洗手间，因为她严重的肠道问题会导致巨大的痛苦和不适。小时候，在家里磕磕绊绊的如厕训练，按规定的时间要坐在马桶上，胃肠又非常不舒服，使她的童年生活苦不堪言。最终通过饮食调节，她的胃肠道问题得到了改善，但她对厕所的害怕却丝毫未减。为了帮助她，她的父母在厕所里给她放喜欢的音乐，陪着她在厕所里唱歌，或者是坐在马桶上阅读她喜欢的图书。过了一段时间，这些策略开始起作用，更加正面的记忆覆盖了她的痛苦记忆。

如何确定问题出在情绪记忆

我们怎么才能确定儿童的行为根源在于负面的情绪记忆呢？这并不是

容易的事。大多数情况下，找到行为背后的真实原因，需要我们做一些侦探的工作。至少有三种重要的线索：

○ 儿童表现出的强烈行为反应，不能用可观察的事实来解释；

○ 儿童持续的恐惧或焦虑总是指向一个特定的人、处所或活动；

○ 儿童的回声言语重复性地指向某个人物、处所或活动。

应对情绪记忆：帮助的策略

要帮助自闭症人士应对负面情绪记忆，最重要的因素是：理解并认可他们的经验，并为情绪调节提供恰当的支持。但是，通常家长和老师们出于最善良的愿望本能做出的事，却与此南辕北辙。有的对问题视而不见，只是在心里祈祷问题自己走开。还有的尽力去否定孩子的情绪体验，他们只是一味地说一些安慰性的话："啊，没事的，不要担心。"

但是，上述做法无视当事人存在，没有严肃认真地对待问题，因此不能教给自闭症人士任何策略，以便实施自我调节。从实用的意义上来说，这些做法根本无效。自闭症人士不会感到自己被人理解，得到了有效的支持，而是觉得被人忽视，因此可能会变得更加焦虑。

一旦我们理解了负面记忆的影响，就应该设法避开各种刺激因素，清空各种活动背景，让孩子远离引发问题的那些成年人。这看上去十分简单，但却是非常有效的一种策略。如果你知道有噪声的房间会引起孩子的焦虑情绪，那就设法改进。如果你看到某个电子玩具发出的声音让一个小女孩双手捂住耳朵，那就把这个玩具拿走。而且事先就要让孩子知道：不要害怕，那个玩具不在这里。

有些时候，引发焦虑的源头难以避开。在这种情况下，最好的策略是尊重当事人的选择，而不要强人所难。乔治和霍莉住的地方有很多主题公园，他们有一个自闭症女儿艾美，还有三个正常发展的孩子。三个孩子都喜欢去主题公园玩，但是艾美却非常害怕。各种过山车一类的项目使她难以忍受，因为它们的声音让她惊恐不安。在这种情况下，要不要去公园让一家人左右为难。

乔治和霍莉没有强迫艾美，而是让她自己做选择。选择之一是：去公园，不坐过山车。他们给孩子看旋转木马和食物摊的图片，这两样东西是她喜欢的。他们找来了艾美去学校时的隔音耳塞，每当他们看到女儿开始紧张，妈妈就会问："你需要耳塞吗？你想要离开吗？你玩好了吗？"如果艾美说已经玩好了，他们就会带她走。下一次他们回到公园的时候，他们会让女儿带一个她喜欢的毛绒玩具，还给她买喜欢的零食。到公园去玩的安排充分尊重了孩子的意愿。

他们这样去过五六次，从未强迫艾美，总是让她获得控制感。当她理解了她是在按照自己的意愿行动，没有人会强迫她做事，她变得很放松，因此很愿意去公园。

这种渐进的、让孩子掌握主动权的方式，适用于自闭症儿童感到难以适应的各种地方：人声鼎沸的餐厅、课堂、保龄球馆……几乎任何一种困难情境都适用。根据我的经验，强制性的做法只会增加更多的焦虑和恐惧。

创造正面的情绪记忆

另一种帮助自闭症人士应对情绪记忆的方式是：把负面的情绪转变为正面的情绪，即使用特定的策略把引发负面情绪记忆的处所或者活动变得舒适愉悦。对于自闭症人士来说，看牙医是很困难的事：电钻以及其他器具发出的怪叫声；晃眼的强烈的灯光；缺乏对环境的主动控制；对接下来发生什么事情难以预测等。而且，他们可能以前有过看牙医的痛苦经历。正常发展的人可以把这种经历放在前后背景中来考虑，他们会明白，尽管有上面的那些挑战，牙医还是训练有素的，也不会故意伤害病人，而且做牙齿护理对健康有好处。我们会宽慰自己说：我们是安全的，只要我们闭上眼睛，紧紧抓住椅子的扶手或者转移一下自己的注意力，就完全能够应付。

但是，自闭症人士一旦变得情绪失调，就不能用上述办法本能地让自己镇静下来。他可能会做出逃避反应或者战斗反应：他会动手保护自己或者避开这个情境，或者干脆逃走。

两种应对看牙医的方式可以对自闭症人士应对各种挑战提供有益的启示。

马奎斯是一个 14 岁的自闭症儿童，通常他会说 1～3 个字的句子，大多数情况下他会使用图片沟通。他每次去看牙医都会引起严重的焦虑，所以他的母亲要费很大的力气才能把他拉到诊所门口。但是，她清楚地知道怎样帮助儿子渡过难关。她给诊所捐了一张摇椅，放在会客室，这样，马奎斯以及其他类似的病人就可以在会客室的摇椅上放松。她还带了音乐和耳机，儿子带了他最喜欢的玩具：怪物史莱克的玩具模型。他在等待的时候可以玩玩具。还有，她提前与牙医会谈，教他怎样做，例如，动作要缓慢，要用正面的语言提示马奎斯接下来要做什么，这样会让整个过程更加容易预测。这位妈妈知道，儿子不能避开牙医，但是强制他去诊所也不行，所以她把医生的诊所变成了一个安全的地方，可以让孩子感觉调节良好，能够镇定应付。

还有一个自闭症孩子的妈妈把这种方法运用得更好，作为一个洗牙师，她与另一个也是洗牙师的妈妈以及一个牙医联手开了一家诊所，专门为那些有特殊需要的儿童提供服务。比如，自闭症、感觉过程异常患者等。他们的首要策略是：减少看病时的不确定性。他们在网页上展示了各种照片，包括他们的诊所、工作人员、详细的工作程序，还有患者可能需要接受的特殊处理等。他们每周专门拿出半天时间，不再预约客户，而是开放诊所、摆出各种玩具，欢迎患者及其家人到这里来和工作人员一起做游戏。总之，他们减少了患者的不确定感，把一个很容易激发负面情绪的地方，变成了激发正面情绪记忆的地方。

在学校环境中工作的治疗师，常常遇到拒不合作和高度焦虑的自闭症儿童。有时候，问题出在空间的局限。孩子可能已经在这个办公室或这张课桌与别的治疗师或老师打过交道，而且感觉那些经历很负面，也没有用，所以约定的时间到了，孩子就开始抗议："不要！不要！不要！"并且躺在地板上不起来。

解决方案是创造正面的情绪记忆。首先，给孩子两个玩具，让他选择自己喜欢的，用 5~10 分钟开心地玩。然后，追随儿童的兴趣，让他在此时此地获得正面的情绪体验，使他逐渐地喜欢这个地方。在愉快体验的基础上，逐步增加具有挑战性的活动内容。

如果孩子年龄很小，可以采用一种更简单的方式：不要用学习这个词。很多治疗师和老师把他们和孩子在一起的相处时间称为："学习时间到了，我们不能光是玩，该学习了。"有时候，我们会把自己担心的事情投射给孩子，让训练的时间变得更加具有挑战性。孩子听到"学习"这个词，还有我们说话的口气，就会激发大量的负面记忆。所以，我们为什么不能够用轻松的情绪、亲切的语气来创造一个更加正面、让孩子喜欢的气氛呢？

在家里，家长也可以采用同样的方式。有一位家长抱怨说，她 5 岁的儿子朱达不愿意跟大家一起吃晚饭。为了让他坐到饭桌上，每天晚上家里都像打仗一样。问题是，每当母亲喊儿子吃饭的时候，朱达都是在后院里荡秋千，他玩得开心，根本不理会母亲。我对她的建议是试着用孩子的眼光来看待这件事：孩子听到母亲喊"朱达，该吃晚饭了！"这句话时，他的个人体会是他要离开他所喜欢的秋千，换到一个不那么喜欢的活动中（坐在餐桌边听大人说话、吃饭、不能乱跑）。

我问道："在饭桌上有什么东西是他喜欢的吗？"

妈妈告诉我，朱达喜欢把拜耳的维生素片含在嘴里。

我告诉她，明天叫他吃饭的时候，手里拿一瓶维生素片。

一周之后，她告诉我，视觉提示产生了效果。她喊孩子的时候，手里拿一瓶维生素片，孩子马上从她身边一阵风跑进房间，重复着母亲的话："该吃晚饭了！"然后坐到他的凳子上。有些人可能会说："这不是贿赂吗？"这实际上不是，这是一种视觉提示，它把晚饭和一个正面的记忆联系在一起。而这又会引发一系列正面的联想，从而把饭桌变成了一个更加愉悦的、吸引人的地方。

当然，在所有策略中最有效的应该是，帮助孩子创造一种充满正面情绪记忆的、丰富多彩的生活。作为家长、专业人员，我们的任务只有这一个，而具体的做法是：**我们为孩子提供选择的机会，而不是实施强制；我们提升孩子的动机，尊重孩子的优势，而不是实施外加的改变；我们让学习、工作和生活充满乐趣和欢声笑语，而不是让孩子受苦。当我们这样做的时候，自闭症儿童、少年和成年人会较少经历负面的经验，较少产生痛苦的情绪记忆，这会使他们减少焦虑和恐惧，从而能够欢欢喜喜地面对生活提供的机会。**

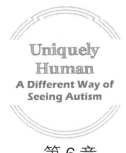

第 6 章

社会性理解

　　大概每一个自闭症孩子的家长，都会有一个类似这样的故事。菲利普上五年级，他的常识课正在讲解人体的构成，他很认真地学习，特别关注有关食物、体育锻炼等等关于身体保健的话题。有一天，父母亲带他去看电影，他们到达影院的时候，发现前面排着长队在买票。菲利普十分兴奋，他要利用这个机会来展示他刚刚学会的课堂知识。他前前后后地沿着队伍走动，然后用手指着排队的人一个一个大声宣布："这是个胖子！这是个瘦子！这个女人很高！这个老头很胖，他需要减肥！"

　　每当菲利普的家人讲到这个故事时，大家都为他的不懂人情世故而忍俊不禁。但是，当时在现场，他们无论如何也笑不出来。

　　伊莱刚刚上初中，他不知道怎样参与别人的谈话。像大多数自闭症人士一样，伊莱总是喜欢滔滔不绝地谈论自己感兴趣的话题，从不理会别人的兴趣是什么。我给他提了很多建议，告诉他怎样提问、怎样聆听别人感兴趣的话题的线索。但是，他的面部表情告诉我：他变得越来越沮丧。最后，伊莱对我说："别人都能做到那些，可是我不行。"

我问："为什么不行呢？"

他说："嗯，因为他们都能读懂别人的心灵。"

这是伊莱理解周围人际世界的方式，他很清楚地知道，他的朋友们以及陌生人都有能力与人互动，但是他只能望洋兴叹。他所能够理解的似乎只有一点：周围的人非常善于与人打交道，那可能是因为他们生而具有类似传心术的能力，而他自己缺少这种魔力，否则，他的困难又如何解释呢？

电影院门口数人头的菲利普和认定别人有传心术的伊莱，这两个案例表明自闭症人士社会性理解的两个极端。人际世界有它自己隐秘的规则，不能言说的种种期望，而且语言的使用常常是变换万端，让人难以捉摸。几乎每一个自闭症人士都有某种程度上的人际关系困难。有一些人，很像菲利普，对社会规范完全视而不见，他们对自己的天真无知毫无自觉意识，对别人看待自己的眼光丝毫不关心。另外一些人，很像伊莱，面临着另外一种困难：他们十分清楚社会规则和社会期望是实际存在的，但是由于无法依靠本能来理解这些规范，他们往往感到充满焦虑，自尊心极易受伤。因为远远超出他们的能力范围，所以无论他们怎样努力挣扎，都无法适应这个复杂的人际世界。

学习社会规则的困难所在

上述两种人，一类是很幸运的，根本不知道社会规则的存在；另一类因为有清楚的意识，因而总是处于焦虑状态，而困难的根源都在于同样的一类问题。从整体上说，生理机制让人类具有社会性的本能，但是自闭症却使得这种本能的发展遇到挑战。

请设想一下，我们学习语言的生态化方式，没有一个母亲会让小孩子坐下来听讲，学习名词词性或动宾搭配。我们学会一种语言是通过在语言环境中浸入式地使用它，我们聆听、观察，从而建构我们自己的语言知识。用语言发展研究的专门术语来说：我们学习话语的意义，学习使用语言表达复杂的观念，在这个过程中，归纳语言的规则。

社会规则的学习也是这样。人们是在社会交往情境中归纳出非常微妙而无形的社会规范。社会性学习是一种沉浸其中的、潜移默化的过程，问或会伴随着教学和训练（"妈妈跟爷爷谈话的时候，小孩子不要插嘴。"）。但是，对于自闭症人士来说，由于他们的能力欠缺，对社会景观做全方位的观察变得十分困难，因此社会规则的吸收也变得困难重重。他们也可以学习社会理解，但是学习的方式就如同是成年人在学外语，因此很难像母语学习者那样轻松而流畅。别人自然而然、毫不费力就能学会的东西，他们却需要经过相当程度的有意识努力，而且时时都会遇到各种障碍。

费里 40 多岁，是一个成功的银行家。他在成年之后被诊断为阿斯伯格症患者，他有一个 4 岁的自闭症儿子。他邀请我到他家给孩子做评估，就这样我认识了费里。他是毕业于名牌大学的工商管理硕士，而且成绩优异，但是他对我说读书容易而学习人际交往很难："学习经济学和金融学，对我来说就像吹口气一样容易。但是，直到今天，我仍然需要查阅各种书籍，来理解人际交往的琐事，因为人的面部表情和人际交往中的繁文缛节对我来说就像一本天书。"

设想一下，你第一次走进一家从来没有见过的餐馆。世界上有各种不同的餐馆，有的要顾客先付账，然后端一个餐盘去各种吧台选择食物；有的让你选择好食物放在你自己的托盘里，然后排队去付款。餐具从哪里拿？调料放在什么地方？怎样点饮料？不同的餐馆有不同的规矩。你第一次走进一家餐馆，你会怎样学习这些规则？你观察别人。通过观察别的顾客如何排队、如何付款、到哪里就座等，你会发现这家餐馆里那些不成文的规则。

　　假如你是个自闭症患者，很可能在那种情境下你不会本能地观察别人怎么做。你或许直接就奔向你要吃的食物，而这有可能会打乱排队的秩序，因为你只关心拿到食物，而不管其他。作为一个自闭症人士，你或许意识到规则是需要遵守的，但是因为你不知道究竟有哪些规则，可能感觉到无所适从，没有方向；你或许会到处去寻找线索，但是茫然若失，毫无效果。总之，你缺少一种通过观察别人来学习的本能。

　　对自闭症人士来说，人际世界就好比是一家陌生的餐馆。所有的就餐者都知道规则是什么，但是你无论如何也搞不懂。

　　当然，自闭症人士也可以在别人的支持下学会规则。我们还是用餐馆做比喻，有一次我在丹佛旅游，到一家专卖沙拉的餐馆去吃饭，那家餐馆的安排别具一格：顾客进门之后，先直接走到沙拉展示区，点菜付款；接下来再看汤、三明治、饭后甜点，这些都包含在固定的价格里面。一个陌生的顾客，如何来了解这些特殊的程序呢？也许是有人事先已经考虑过这些问题，所以制作了视觉支持系统来教这些规则；也许是头昏脑涨的顾客表达抗议之后，才有了这些支持系统。餐馆墙上贴着各种图表，告诉顾客就餐的各种步骤：先去排队点沙拉，接下来付款，之后自己去拿汤、拿甜点。看上去每个顾客都像是自闭症患者。餐馆给我们准备了清楚而详尽的视觉提示，所以我们不会出错。

　　但是，在真实的人际关系世界里，没有人提供这样的支持，所以自闭症人士通常要完全靠自己来学习保护自己、适应现实；而那个现实好像是别人都明白，唯独我自己搞不懂。无怪乎罗斯·布莱克伯恩喜欢直白相告："正因为如此，我远离人群。"另一位自闭症人士贾斯汀·卡尼亚（见第10章），为自己做了一个极端坦率的评价。有一次，一位同样是自闭症人士的朋友对他说："你需要不断练习礼仪。"贾斯汀面带微笑，很礼貌地回答："礼仪是狗屁。"

还有一个社会性因素，即文化背景。我们身处其中的文化背景，对我们的行为有直接的影响。而我们未必会清晰而理智地对它加以思考。我到外国旅游的时候，才意识到美国社会中独有的规范、社会交往的规则是多么繁杂。

解读社会情境的困难所在

当自闭症人士表现出不合群或破坏性的行为，或者根本毫不顾及他人的时候，通常是因为他们的神经机制缺陷让他们很难通过下意识的直觉来体察各种微妙的线索，解读社会性的情境。这种先天能力的缺陷，有许多不同的表现。迈克 12 岁，他的父母有时候会在星期天举办宴会，邀请老师和治疗师团队的成员吃饭。有一次，在宴会中间，迈克突然显得若有所思，并开始发出咯咯的笑声。母亲赶紧出来制止，但是没有作用。当时我也在场，于是利用这个机会，探究他的行为动机。我问他："迈克，是什么东西让你觉得这样好笑？"

他指着坐在对面的一个治疗师，大声说道："苏珊！她的声音那么尖，那么高，让我的身上痒痒！"

那个年轻的女孩脸一下子变得通红，十分困窘，她对迈克说："看来，在个训的时候我需要降低声调了。"

迈克不明白他的笑声让别人很尴尬。针对我的问题，他实话实说：苏珊的声音的确是又尖又高。他不懂得这样一种社会规则，即：对他人的负面评价，最好不要当众发表。儿童是如何学会理解这一点的呢？家长可能会对年幼的孩子做过一些训练，到 12 岁的时候，多数孩子可能已经多次见识过这一类的社会情境，逐渐地理解了这样一种不成文的规则：对人要尽量客气。

还有一个孩子，路克，很小就表现出社交理解的困难。有一次，幼儿园老师抱怨说，他不懂得如何跟其他小孩一起玩。他上的是融合班，但他不能像其他孩子一样合群。路克会抓住别的孩子，并试图把他摔倒在地。路克平常对人友善，从来没有攻击行为，而且总的来说过得很开心。实际上，当他把别的孩子拉倒在地的时候，他脸上显出来的是愉悦的笑容，所以很难马上断定他是在攻击别人。我在那个学区做顾问，我会见了他的父母和教师团队。他的妈妈提供了答案，路克有两个哥哥，哥哥们在家的活动大多都是身体性的：他们经常相互扭打、摔跤。他缺少一种基本能力，来解读其他孩子的身体语言或面部表情，看不出他的动作已经让人感觉不快。他也不能本能地理解：学校和家适用完全不同的规则。

社会规则教学的局限

　　学校里总是充满了各种各样的条文和规则，而自闭症儿童通常乐于遵循这些规则，前提是他们对规则已经有了自己的理解。事实上，很多自闭症儿童会成为规则执行的监督者，如果其他孩子有违规的行为，他们马上就会指出来。真正具有挑战性的是那些不成文的隐秘规则。我的一个个案，10岁的奈德，每当老师在课堂上提问到他自己感兴趣的话题时，他就会变得十分兴奋。如果他知道答案，他会马上说出来，他喜欢显示自己的兴趣，证明自己很聪明，这有什么错吗？他喜欢地理，所以当老师拿出一张非洲地图让大家辨认不同的国家时，他就会一口气报出许多国家的名称："肯尼亚、坦桑尼亚、突尼斯。"

　　在他的社交技能小组课上，言语－语言治疗师对奈德进行课堂秩序的训练。她解释道："如果你先举手再说话，老师会很开心，你的朋友们也很开心。因为这样大家都会有机会来回答问题。"他所学习的规则是：如果我举手，老师就会叫到我。

　　当然，问题在于不是每次举手老师都会叫到他。奈德举手的时候，十分兴奋，带着很高的期望，努力忍住不说出答案，但是老师有时候会忽略他。他已经学会了规则，但是还没有学到例外。于是，每当他举了手而老师没有让他回答，奈德的情绪马上产生变化，他会变得高度焦虑而且十分生气。接下来的社会技能小组课，治疗师就设法确保奈德更准确地理解有关规则：如果我举手，有时候老师会叫到我，有时候会叫到我的小伙伴。

这样练习了几周之后，我去观摩这个班级上课。我不知道他是否看到了我。接下来，老师对全班提了一个问题，奈德立即把手举到空中，同时回头对我大声说："巴瑞老师！虽然我举手，但并不一定会被老师叫到！"我们必须承认，奈德正在费很大的劲，试图理解一些在他看来根本不合逻辑的规则：为什么还要举手呢？你举了手，老师为什么不叫你呢？老师不叫我，为什么不把理由明明白白地说出来呢？奈德的意思清楚地表明：社会规则教学的设计本身是有局限的，在实施这类课程时会遇到很多麻烦，我们教了一个规则，结果只是让孩子遭遇各种例外。接下来我们教各种例外，但是我们会忘记提醒孩子们：一般情况下，人们只是遵守规则，但并不讨论这些规则。奈德是如此迫切地想让自己把事情做对，但是却身不由己地进入一个社会规则的世界，在其中只会产生一个又一个误解，有时候会闹出笑话。

遵行规则可能让人备感困惑

在我职业的早期阶段，我曾经与一个研究生助理一道，教一个名叫迈克的小男孩学习如何称呼别人。那是 20 世纪 80 年代的初期，在中西部的一个小镇上，社交礼仪很受重视。于是，我们教迈克首先要很快地评估对面的人和他是什么关系，接下来使用相对应的词语：如果是同伴，要叫兄弟；如果是一位女士，要叫小姐；如果是男士，要叫先生。

　　所有这一切对于迈克来说难度很高，因为他要记住的不仅仅是词语。这个过程涉及一个核心的困难：要考虑每个人物的独特属性，例如，性别和年龄，还要考虑这些人在他生活当中的地位。有一天下午，我的研究生助理开心地看到迈克正在取得很大的进步。给他看一个女人的图片迈克会说小姐，看一个男孩的图片他会说兄弟，等等。每一次反应都准确。于是在个训课即将结束的时候，助理要迈克给我表演他刚刚学到的技能，迈克脸上带着微笑看着我，看上去有些困惑但是热情很高，他大声说："嗨，'兄弟－小姐－先生'巴瑞老师。"

　　迈克已经学会了规则，但是在第一次有机会应用的时候，他过于兴奋，无法进行分辨。然而，更为明确的情况是：他是多么用心和努力，这种教学的挑战性是多么大，还有，他是多么想要和我发生联系。直到今天，我仍然清楚地记得并格外珍惜他给我起的绰号："兄弟－小姐－先生"巴瑞老师。

　　语言可能是社会性理解的一道墙，因为自闭症人士倾向于按照字面意思来解释语言，而我们通常并不是有话就直说。正因为如此，自闭症人士会觉得比喻、反讽以及其他各种非字面意义的语言用法，让他们迷惑不解，如坠云里雾里。

　　有一天放学回家之后，海伦发现她9岁的儿子扎克特别不高兴，她就问原因。

　　儿子说："我不想让麦尔斯坦太太死去。"

　　海伦不知道儿子的二年级老师出了什么事，她要儿子做解释。

　　"我听她对欧康纳太太说'如果这周接下来还下雨，我就会杀了我自己。'"

　　桑德拉带着7岁的女儿丽莎去购物，准备丽莎弟弟的生日礼物。丽莎选了一只棒球。在回家的路上，妈妈告诉丽莎生日礼物要保密，直到生日那天才能拿出来："你要把它'放在帽子底下'[⊖]。"回到家以后，丽莎的爸爸发现女儿房间的书架上多出了一顶沙滩帽，他准备把它拿开，这时丽莎大喊起来："不！不要动！这是秘密！"

有时候，即使是非常简单的对话也会引发意想不到的问题。有个孩子在接电话，对方问："你妈妈在家吗？"孩子回答："是的，她在家。"然后就挂了电话。

还有一个孩子不小心踢到了一个油漆桶，油漆流了一地。老师用反讽的语气说："这真是太漂亮了。"孩子听到赞扬后非常开心，一脸的笑容。

说话要直接

为了避免这类问题的出现，家长和老师与自闭症儿童说话时，一定要直截了当。同时，还要使用"理解测验"。也就是说，不要假定孩子明白了，而是要直接问他是否真明白。而且，如果必要的话，还要解释理由。直截了当的要求总是比拐弯抹角的暗示更有效。对一个正常发展的儿童，也许我们可以客客气气地对他说："那些点心看起来真不错。"但是对一个自闭症谱系的儿童，最好直接说："给我拿一块饼干。"

对有些人来说，可能有必要清楚地解释非字面的语言意义，教给他们有些字句（例如成语）的特定含义，因为这些都有隐而不显的背后含义。"这不过是小菜一碟。"这一类的说法会让自闭症孩子摸不着头脑，但是，我们可以直接把它的意思教给孩子，就如同把外语翻译成英语一样。有些孩子会把这些很难理解的语句开列一个清单，并经常与家长和老师在一起复习。我们要记住，这个问题会因为当事人的年龄、语言能力、社会经验等发生很大的变化。

我们还需要在使用特定词语时，把意思说得很清楚。尼古拉的父母教

⊖　英语成语"守口如瓶"的意思。——译者注

给他，遇到紧急情况要拨 911 求救电话，他们是这么说的："如果你或者别人遇到了非常糟糕的事情，你就要求助。"第二天，饭后他要吃冰激凌，妈妈说不行，他就拨打了 911，告诉接线员："这里有紧急情况！我妈无论如何不给我冰激凌！"假如父母亲教他的时候很清楚地列出了紧急情况的事例，比如火灾、交通事故、某人受伤等，就很可能不会出现这种笑话。

说真话在什么情况下不是最佳策略

　　社会情境是十分复杂的，总是有无穷无尽的、不成文的规则，无穷无尽的例外，各种各样的变数。不管父母和专业人员对自闭症儿童做了多少精心安排，我们都绝对不可以期望每个步骤都不出错，即使我们（或者自闭症儿童）都是出于好心。里基是一个有突出钢琴才华的自闭症少年，有一次，他到一个老年人的辅助居住小区志愿演出。他从来没有到过这种小区，他的父母告诉他，这是一件让人感动的善行，他们还说住在那里的有些老年人已经是重病晚期，有许多困难，所以他的音乐肯定会让他们很开心。演出的那一天，有好几十人聚在一个活动室听他弹琴。在演奏之前，里基先进行了自我介绍，他说自己十分高兴到这里来演出，然后补充道："我很抱歉，听说你们当中有人很快就要死了。"

　　里基对他遇到的那些老年人很有爱心，但是他还没有学会考虑别人的感受，他不知道这样直接地提醒别人即将死亡的事实是不近人情的。

　　我们也可以这样来归纳里基所犯的错误：他十分真诚。尽管我们的文化十分推崇真诚和坦率的价值，但与自闭症人士的交往会提醒我们，人际世界里的很多道德要求其实具有很大的欺骗性，并不总是彻头彻尾的真话。

　　唐纳德，20 多岁，他在一个连锁的药店工作，负责货架管理和顾客服务。我们见面的时候，他对我说："我的经理说我是一个很有价值的雇员，但是我的主管并不喜欢我。他骂我是'混球儿'。"

　　我问他原因，他告诉我：有一天有个老年妇女到店里来买一种特殊的电池，唐纳德对她说，虽然本店有这种电池，但是建议她最好到附近街区的一个五金商店去买，那边的品牌多、价格便宜。当时那个主管就在旁边。

　　即使在他讲这个故事的时候，他似乎也没有理解为什么主管会生气。他说："经理告诉我们，我们的工作是为顾客提供服务，要做到对人真诚，这样顾客才会把我们看作是他们友善的社区药店。既然这样，为什么主管会骂我是混球儿呢？我就是那么做的呀。"

　　的确，为什么呢？所以，我们可以理解为什么伊莱会假定周围的人都懂得传心术。对自闭症人士来说，试图真正理解人类社会，就意味着要在一个充满了似是而非的语言、意义困惑与情绪挫折的万花筒里，寻找理由和意义。

误解导致的压力

　　我遇到过无数的自闭症人士，他们无法理解社会情境和交往行为，即使有人明确地做了解释，提示他们的盲点，他们仍然不得要领。一遍一遍地重复这样的经历，让他们付出了代价。他们会说："我应该明白这个，但是无论我怎样努力都做不到。"这种自我意识会导致严重的情绪挫败感。其中很多人干脆拒绝任何社会交往，或者从有人的地方逃开。还有的人会转向自责，表现为抑郁，他们会问："我为什么不能理解这个呢？我错在哪里？我是白痴吗？"这种自责会严重地伤害他们的自尊心。

　　社会性理解只是智慧的一种表达形式，你可能在很多领域都极其出色，但是仍然有可能在解读面部表情或者其他社会情境的微妙线索时遇到困难。霍华德·加德纳在著名的多元智能理论中提出的人际关系智能，对社会理解是必需的。人际关系领域智慧突出的人，善于评估各种不同社会情境中他人的情绪、欲望和意图。当然，在这个领域有困难的人也可能在别的领域表现突出，比如音乐、数学或者走迷宫。

有些自闭症儿童很清楚自己的障碍所在，他们不停地甚至是习惯性地向别人道歉，即使有时候我们甚至不知道他们为之道歉的错误是什么。他们有可能把社会规则理解为非黑即白的两个极端，会尽最大的努力让自己不出错。但是，如果他们怀疑自己话没有说对、事没有做好，会本能地说出："对不起！对不起！"即使家长和老师一遍又一遍地宽慰他们，他们还是会觉得自己马上会犯下大错，所以他们像复读机一样不住地向人道歉。

为了应对日常的人际互动而持续地生活在这样一种错乱状态中，意味着真正陌生的、超出期待的社交情境一旦出现，儿童很可能会以出人意料的或极端偏执的方式作为反应。周围的人会认为他们的行为看起来轻率鲁莽、出人意料、不可理喻，但事实是，这些行为是长久以来挫折感和焦虑情绪不断积累的总爆发。

本尼，13岁，他很少主动发起沟通。他在公立的初中读书，几乎所有的课程都有挑战。整整一个上午的课都在积累压力和挫折，到了中午他就变得暴躁易怒。还有，当周围的人都在表达负面情绪的时候，他的日子非常难过。有些自闭症人士遇到别人在表达例如喜悦、悲伤、兴奋、紧张等强烈的情绪时，会感到困惑不解。好像他们受到别人情绪的感染，而不明白为什么自己会有这种感受。

有一天中午，本尼的情绪已经相当糟糕，突然间，消防演习的铃声响了。当他和同学们从教室跑到院子里的时候，本尼看到两个男孩在相互打闹，根本不听老师的指令。正好校长从旁边经过，她站在本尼和两个男孩中间，对那两个孩子提出严厉警告，用手指着他们的鼻子命令他们立即回到行列中去。

本尼的反应是瞬时爆发的，而且完全出人意料：他奔向校长，使劲推搡，把她推倒在地上。本尼是个高大的男孩，而校长是个身材娇小的女士。校长从地上爬起来，掸掸身上的土。很幸运的是她没有受伤，但是浑身发抖。那天下午，她把本尼从学校开除了。

很快，我作为学区的顾问去见校长，校长告诉我："巴瑞，我必须承认我现在对自闭症所知不多，但是，我们学校绝对不能容忍这种行为。"她不是担心自己，更多的是本尼的同学们会怎样看待他的行为。

我试着向她解释我对这件事的理解：我认为导致事件发生的一系列滚雪球效应只有本尼本人才能感受得到。在消防铃声之前，他就已经积累了高度的焦虑情绪。消防演习的杂乱噪声和秩序的变化，更加使他手足无措。接下来又看到校长严厉地批评学生，而这让他备感困惑，情绪上已经无法忍受。先是看到两个孩子在打架，他会认为是攻击行为；然后是校长发脾气，他又不能理解。于是，他就冲动性地做出暴怒反应。一上午的课、消防演习、学生打闹、校长的批评，所有这一切都让他的焦虑情绪不断积累，终于激发了他的反常行为。

对此不存在简单的解决方案，我们不可能预见可能会引发焦虑的每一种情境。大家知道，中学有太多的情境会让孩子感到困惑、引发焦虑。我们能做的是：学校要采取一切步骤，尽量帮助孩子表达他的焦虑；学校工作人员要受过足够的培训，能发现孩子情绪失调的各种征兆；支持体系必须到位，当孩子达到临界状态的时候，要有人及时介入干预。在设计本尼的情绪调节计划时，他的教师团队专门为他设计了一次额外的休息时间，就是在他变得暴躁的时候及时调整他的日程，学校还派了一个新的教师助理到本尼的课堂上帮他更好地适应。

社会性理解与学校

值得赞扬的是，那位校长并没有仅仅把本尼的行为简单地归入违反纪律或者粗暴攻击，而是进一步深入理解行为背后的原因。自闭症儿童经常表现出不可理喻的行为，很容易造成各种误解。我在与各种各样的学校打交道的过程中，经常听到老师们抱怨，说一个学生具有攻击性，拒不服从，或者善于操控别人等。但是，随后我发现真正的问题是：老师根本不理解那位学生，通常是因为孩子缺少必要的社会性理解，因此老师会把他的行为错误地解释为故意捣乱（"他知道他在做什么"）。

　　不妨这样来设想：在学校的大背景中，大多数学生本能的动机会是尽量迎合老师的意愿，即能够正确地回答问题，考试分数得优秀，在科技比赛中获奖，模范地遵循课堂和学校里的各种规则。大多数学生同样会努力让家长为他们感到自豪，但是自闭症人士，可能会缺少这类动机。例如，一个男孩代数学得很棒，他解题又快又好，但是当老师要他说明分步演算的步骤时，他却拒绝了。他不是在故意对抗，他只是不明白要他解释自己思考步骤的社会期望。"我知道我怎么算题，而且我也得到了正确答案。但是，为什么让我告诉你我的解题步骤呢？"

　　老师们习惯了让学生讨好自己，或者说至少他们应该这样做，所以，如果他们缺少合适的训练，仅仅依靠直觉，他们就会发现自闭症孩子的行为不可理喻。詹森是一个很聪明健谈的五年级学生，有一天，他的美术老师要每个学生写下自己最喜欢的两种动物的名称，詹森写下了马和鹰。

　　老师说："现在，我要你们发挥你们的想象力，创造一幅图画，把你选的两种动物的特征结合为一体。"

　　在教室的最后一排，詹森立即严厉地叫道："我不要这么做！"

　　一位教师助理走过去，对他重新讲了一遍老师布置的作业。

　　詹森重复道："我不要这么做！"

　　助理说："可是，詹森，今天的作业就是这样的，班上的每一个人都在这么做。"

　　"我不要这么做！"

看到他的焦虑程度在急剧上升，那位助理希望采取措施防止出现情绪发作，她问詹森是否需要休息一下。她带着孩子到户外散步，帮他稳定情绪，试图劝导他像其他同学一样按老师的要求完成作业。散步之后他们重新回到教室，这时，讲课的老师问詹森现在他是否愿意开始创作图画。

让老师感到意外的是，詹森重复说："我不要这么做！"当时我也在场，让我吃惊的是，没有人向詹森提问最重要的那个问题。于是，我慢慢走近他，对他说："詹森，为什么你不想按照老师布置的那样来画画呢？"

他回答说："根本没有这样一种动物，一部分是马，一部分是鹰。我不要这样做。"

詹森真的不是故意反抗和对立。对他来说，这个作业根本说不通，这违背了他所知道的基本逻辑。他根本不理解也不顾忌那些不成文的社会规范，例如：学生应该做好作业，让老师开心；学生的本分就是按照老师的教导去做，不管理解与否。

社会责任感还不是他的意识的构成部分，而且即便他知道老师希望他配合（他也应该配合），但是在当时情绪激动的状态下，要完成根本违背他世界图景的作业显得十分困难，这种压力自然会激发他本能的拒绝。

在这个案例中，儿童对学校作业的反应可以给我们特别的启发，表明自闭症儿童如何加工信息，如何理解人际关系世界。谢丽思在上小学三年级，在马丁·路德·金纪念日，老师布置了关于金博士的作业。像很多自闭症儿童一样，谢丽思能轻而易举地记住各种日期和有关信息，她可以随意背诵关于金博士的各种重要的日子，在这一点上全班没有人能比得上她。她缺乏的是把这些信息整合起来，嵌入社会性背景和文化背景的能力。

老师布置的作业中有一道题要学生们列举金博士的正面特征。谢丽思写道："他喜欢狗，他会读书。"接下来，她继续做作业：

请描述你最喜欢金博士的地方。"他总是帮助我。他打扫我的房间。"

告诉我，你从金博士身上学到的一件事。"他教给我学着写长元音和短元音。"

比较一下你和金博士的区别。"金博士戴领带。我没有领带。"

请解释为什么你认为金博士是一个好榜样。"因为马丁·路德·金的生日是一个节日。"

我们同样可以看出，这个孩子并不是故意与老师作对。谢丽思是个聪明的女孩，她出色的记忆能力会让周围的人刮目相看，但是她无法理解老师布置作业的整体意图以及每个题目的内涵。其他人可能会正确地猜测到作业的主题思想是关于金博士改革社会与人权状况的贡献，但是，作业本身并没有明说。所以当谢丽思读到作业纸上写着正面特征这些字的时候，她想到的是她自己的正面特征。当作业题问到"你从金博士身上学到的一件事"时，她只想到自己学到的东西，所以就答非所问了。作业所要求的深层社会性理解，远远超出了谢丽思现在的发展水平。这就如同要一个身体残疾的小孩参加成人组的 60 米短跑，要取得成功是绝无可能的。

面对谢丽思这样文不对题的答案，老师们百思不得其解，甚至可能焦躁地拿头撞墙。不必急躁，如果扪心自问，我们必须承认，这些孩子的认真和努力值得赞扬。不管作业的要求如何让人备感挫折，困惑不解，谢丽思没有说"我做不来，我不理解"。她尽了最大的努力。而且，她只是三年级的学生，她现在没有这样的理解力，并不意味着她终生不能理解社会性的概念。社会性理解和情感理解同别的事情一样，随着年龄的增长也在发展。不同的儿童在不同发展阶段的进步速率各有千秋，常常是在有了具体经验和直接支持之后进步才会更加明显。很显然，对于谢丽思最好的帮助不是批评和指责她拒不合作，而是要称赞她的努力，并提供额外的支持，使她理解作业的本来意图。

情感理解

如果说自闭症谱系儿童难以理解捉摸不定的、不成文的社会性交往规则，那么我们必须说，让这些孩子发展情感理解力，即理解自己和他人的情感更加困难。1989 年，奥普拉·温弗瑞第一次采访天宝·葛兰汀，她问道："你的感受是什么样的?"葛兰汀的回答是关于她穿羊毛衫时如何浑身发痒的不自在的具体描述。温弗瑞提问的所谓感受，指的是情感，即我们内在的生命体验的世界。但是，葛兰汀却假定她们正在谈论的是感觉经验，特别是触觉感受。

或许她是在故意回避这个问题，情感是抽象的、无形的、难以把握的，自闭症人士通常会觉得有关情感的话题是难以沟通的，其中最为困难的是涉及自我反思的部分。过去很长时间，专业人员以及研究者曾经错误地认为：自闭症人士难以很舒适地讨论情感话题，是因为这些人缺乏情感。当然，这是完全错误的。自闭症人士的情感体验和我们所有的人完全相同，如果要说有区别，那就是他们的情感强度要放大若干倍。他们面临的真正挑战是：理解并表达自己的情感，以及解读他人的情感。

奥尔文，10 岁，他很会讲话，但是具有情绪焦虑和感觉问题。有一天，他的特殊教育老师给他看一个婴儿在哭泣的照片，然后问了几个问题：这个宝宝有什么感受? 为什么他会有这种感受? 奥尔文正确地回答说：宝宝在哭，因为他难过。教师接下来又问："奥尔文，什么会让你感觉难过?"

"什么让我感觉难过?"他说，"什么让我感觉不舒服? 黄奶酪。"不知道为什么奥尔文把难过变成了不舒服，或许是因为不舒服的感觉更加具体、更加易于理解。

老师又试了一次："什么让你感觉难过?"

"什么让我感觉糟糕? 拉肚子。"

奥尔文可以很容易地确认小宝宝的情绪状态及难过，但是却不能够把这种状态与他自己的内部体验联系在一起。当然，有时候他会感觉到难过，但是 10 岁的他还不能够用语言描述自己的情感体验。上述对话表明，自闭症儿童可能会辨认他人的情感状态，却没有能力表达自己的情感，因为这要求他们具备对自己的情感做反思的能力。

13 岁的埃里克也面临着同样的问题。为了帮助埃里克和他的同学们学习辨认情绪，老师让孩子们玩"情绪转轮"，围绕着轮盘写上不同情绪的名称（愉悦、困惑、愤怒等），让孩子们根据转轮的结果回答特定的问题。埃里克遇到的词是"嫉妒"，下面是课堂讨论的记录：

老师：埃里克，今天你有什么感受？

埃里克：我的感受是"嫉妒"。

老师：为什么你会嫉妒？

埃里克：因为我十分嫉妒。

老师：你为什么感到嫉妒？

埃里克：因为……印第安纳大学对阵路易斯安那州立大学。

老师：为什么你会因此嫉妒呢？

埃里克：因为嫉妒让我感觉很棒（埃里克扭开脸，表情茫然）。

对话在继续，很显然，埃里克没有理解"嫉妒"是什么意思。

老师：你知道什么是"嫉妒"吗？

埃里克：什么是"嫉妒"呢？

老师：德瑞尔有一块崭新的手表，我认为那是世界上最漂亮的表，我也想要，因为他有，我没有，所以我感到嫉妒。

埃里克：是啊！

老师：好的，你明白了吗？

埃里克：因为德瑞尔有一块新手表。

老师：我也想要一块。

　　埃里克：你也想要……

　　老师：所以，你觉得你今天感到嫉妒吗？

　　埃里克：是的。

　　老师：为什么呢？

　　埃里克：因为德瑞尔想要一块新手表。

　　老师：不是。

　　埃里克：因为你有一块新手表。

　　老师：为什么埃里克感觉嫉妒？

　　埃里克：因为我在家里有块手表。

　　老师：好吧，请你换一种情绪吧。

　　埃里克：我不换，我选的就是嫉妒。

　　埃里克的确已经尽了最大的努力。当老师建议他换个题目的时候，他也没有放弃，这是值得称赞的。很明显的是，他的思维水平是具体的，但他面对的任务是抽象的概念。这就是问题所在。

不要这样进行情绪教学

　　很多老师经常犯这样的错误：他们认为自己在教自闭症儿童情绪表达，但是，实际上他们做的事情是教儿童如何命名面部表情的图片。使用语言来描述情绪，是儿童面对的最为抽象而困难的任务之一。学会辨认苹果并叫出名字并不难，难的是学会表达你或者别的什么人对这个苹果的情绪感受。这是两种完全不同的学习任务。情绪不仅涉及认知，还涉及生理的反应。我们不仅有感受，而且有对自己感受的反省，以及对原因的思考。我们还会用自己的身体来感受各种情绪。

　　所有这些反应都是动力性的，又是不能直接观察到的。但是，有些治疗师建议人们对自闭症儿童实施情绪教学，让他们用图表罗列的形式来命名各种面部表情：愉悦、悲伤、兴奋、愤怒、惊奇、困惑等。罗斯·布莱克伯恩有一次对我谈起这种做法存在的问题："很多年来，他们试图教我辨认情绪，方法是让我命名愉快和愁苦的面部表情图。但是，问题在于真实的人跟这些图看上去完全不同。"那些老师们不是在教情绪，他们教的是图片辨认。很显然，他们绝对没有教给孩子如何表达和理解为什么他正在体验某种特定情绪。

更为有效的一种方式是：在儿童体验某种情绪的时候，当场教给他相应的词语，例如高兴、迷糊、着急（对有些孩子来说，更恰当的方式是不用词语，而是把情绪状态跟一张图画或照片相匹配）。这样，儿童就可以学会表达一种认知 - 情绪的体验，实现真实的沟通目标，而不是讨论面部表情图。儿童理解了这种情绪之后，才可以学习与他的情绪相关的一类体验的概念。

社会性教学：如何确立目标

与此相类似，成年人往往强调所谓的"社交技能"，而忽略社会性理解和社会性思考。[⊖]而他们教的技能往往带有机械反应的特征，而这种教学的目标是让孩子显得"正常"。这种教学不可能帮助孩子学会面对他人时如何做决策，如何判断各种社会情境，理解他人的视角、情绪体验、立场观点。

目光接触是一个特别重要的例子。很多自闭症儿童拒绝注视他人的眼睛，可能是因为他们觉得注视别人会让自己不舒服，也可能是因为这样做要占用大量的精力和注意力，会让他们分心，难以集中精力思考。

但是，美国文化注重直接的目光注视。已故的加州大学心理学家埃

⊖　Michelle Garcia Winner 在 *Why Teach Social Thinking* (San Jose, CA: Think Social, 2014) 一书中详细地讨论了这个问题。

瓦尔·洛瓦茨，是早期研究自闭症的一位专家。他认为首先必须要对自闭症儿童进行目光注视的训练，然后才能训练别的技能。很多年来，他训练方法的一个标志就是：根据指令完成目光注视的能力是学习其他技能的先决条件。但是，他的这种说法没有得到科学证据的支持，他最终放弃了这个立场。很不幸，直到今天，很多临床工作者还在那里忙着做"目光注视训练"。

如果我们仔细听一听自闭症人士怎么说，我们就会理解他们传递的一个清晰信息：注视他人的目光是一件极其困难的事，这样做让他们感到紧张不安。如果有人强迫他们这样做，他们干脆拒绝。不看别人的眼睛，会让他们感觉更加舒服、更加适应。神经正常发展的人，从很小的时候就形成了关注他人目光的习惯，但是，他们同时也学会了把目光移开。在跟人谈话的时候，我们有时候会盯着对方看，有时候会把目光移开。移开目光使我们有机会重新整理自己的思想，或者放松一下神经，或者更好地进行自我调节。

有一年，我给一群来自非洲的留学生上课。在课外咨询时，其中几位与我见面。他们非常有礼貌，但是我却感觉很不舒服，因为我们交谈的时候，没有一个人会看我的眼睛。最后，我忍不住把这个问题提了出来，我问他们："究竟出了什么事？你们谁都不看我，这让我很不舒服。"

其中一位回答道："尊敬的先生，我很抱歉。在我们的文化中，与人谈话时，直视一个地位高的人会被视为一种藐视。你是我们的教授啊！"

这件事提醒我们：我们认为十分重要、甚至性命攸关的许多社会性特征和习俗，并不是先天遗传的人类行为，而是人为的、约定俗成的规则。在不同文化之间，这些规则差异很大。

在不同的个人之间，差别也很大。我曾经在一所教学医院负责一个部门的领导工作。有一天，我们在开部门会议，我发现我们刚刚雇用的一个言语－语言治疗师，完全心不在焉，她低着头在纸上乱画，在我讲话的时候几乎从没有看我一眼。第二次开会，她还是这种情形。我觉得忍无可忍，最终直接质问她："我不能理解，在会议上你为什么对我置之不理呢？"

她先是向我道歉，接下来解释说：她应该早就告诉我，她是个学习障碍患者，一边注视一个人的眼睛，一边聆听他说话，对她来说十分困难。我先前对我这位同事的判断是不准确的，在会议上她的身体语言和面部表情所发出的信息，与她的兴趣和关注点并不一致。

很多自闭症人士说：在听一个人说话时，不注视那个人的眼睛比注视要容易得多，因为这样能减少额外的负担和压力。经验丰富的老师懂得，在课堂上有些学生根本不看老师，也可能听得很仔细，成绩很好。

当然，自闭症儿童也可以学习运用动作和表情告诉别人，他在细心聆听。采取"社会性理解"或者"社会性思考"的方式，家长和老师可以帮助孩子明白：在与人交谈的时候，他可以运用目光注视，哪怕是很短的时间，告诉对方自己在很用心地听，或者用点头，或者发出表示赞许的"嗯哼"声音。有些儿童觉得实在做不到直视别人的眼睛，因为那样做让他们浑身不自在。在这种情况下，可以教他们直接给人家做出说明，以免对方误以为他漠不关心或者是厌倦得要命（"请您理解，我不习惯于看人家的眼睛，但是我确实很用心。"）。这样做很像是正常发展的人为提前离开会场而事先打个招呼：事先对演讲者说明情况，免得人家错误地理解你离场的行为，而心里不舒服。

没有说出的假定起什么作用

我们每个人都会对他人做出各种假定，这些假定往往不会被说出来，但是仍然对我们的人际交往产生重大影响。自闭症人士往往看不到这样的需求，即把自己不舒服的感觉对人说出来，或者有时他们这样做了，但是方式却完全出人意料。

恩里克是个四年级的阿斯伯格综合征患者，有一段时间他喜欢画画，不知什么时候开始，他开始习惯性地按时把他的画作放在校长的办公桌上。每一幅画上都有一个恶魔，长着长长的角和粗壮的尾巴。每幅画上都写着校长的名字，名字后面是"魔鬼校长"。

校长把她收集起来的恩里克的画册拿给我看，她微笑着告诉我："这个就是我。每当这个孩子在学校里遇到不喜欢的事，他就怪到我的头上。"如果恩里克发现午餐时餐厅里的番茄酱不好吃，他就给校长留一张魔鬼画；如果他不喜欢学校的某个规则，他也会给校长送一张魔鬼画。我们不能不赞叹这位校长很喜欢孩子的独特表达方式，尊重他表达情绪的努力，而且最终帮助恩里克找到了更合乎常规的方式：感到委屈的时候，他就敲校长办公室的门，找校长理论。

别的孩子可能不具备这样的本能，不能有效地表达他们的不满。巴特是一个聪明的 13 岁中学生，他表现出严重抑郁的迹象，上课时趴在课桌上，闭上眼睛，双手抱头，脸贴着桌面，对一切置若罔闻。老师们不知道如何处理他的这种抑郁状况，他们请我介入。

我们初次见面，巴特毫不避讳地对我说："我讨厌上学，因为老师们讨厌我。"

他的老师们并未对我表达对巴特的负面情绪，我只是看到他们因为无计可施而感到困惑。我问巴特他为什么会认为老师们讨厌他。

他说："因为在所有的课上，他们都要教我学习我不喜欢的东西。"

巴特已经做了这样一个假定：他的所有老师，不约而同地采取了统一行动，恶意地把他最不喜欢的作业分配给他。否则，为什么他的学习会这么难呢？

我问他："你的老师们可曾问过你对什么感兴趣？"

他回答："没有，他们讨厌我，怎么会问我呢？"

　　我对他说，我像他这么大的时候，也要学习一些不喜欢的功课，而且我知道他的很多同学也不是都喜欢所有的功课。这在我们看来是常识，但对巴特来说却是新闻。正常发展的中学生应该懂得，即使有些功课自己不喜欢，但这也是情理之中的事情，作为学生需要学会正确对待。但是，对巴特来说唯一行得通的解释就是：老师们都讨厌他。

　　在我和巴特谈话之后，我建议学校安排巴特参加社会性技能小组的学习。他在那里可以学习人们如何说话、做事以及行为背后的原因，学习如何解释别人的行为。虽然他学得比别人慢，但还是有所收获。比如说，有时候你喜欢上课，有时候你不喜欢上课；如果遇到了困难，你可以问老师，老师会很高兴帮助你。在这之前，没有人向他解释过这些事情，因为没有人知道他有这种需求。学校还做了另一件事：把他关于重金属音乐、电子游戏的兴趣爱好融汇到他的学习内容里面。我们没有解决他的所有问题，但是问清楚他不开心的原因，让我们知道他的大部分烦恼起源于他自己的误解。我们所做的，不过是仔细聆听他的抱怨，然后找到一些创造性的方式，使他的兴趣能够有用武之地。

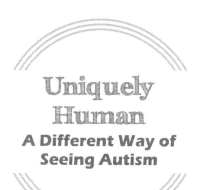

Uniquely
Human
A Different Way of
Seeing Autism

第二部分

与自闭症共存

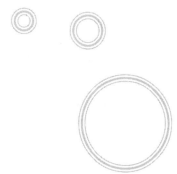

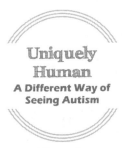

第 7 章

掌握"异得"的要领

关于自闭症的最重要的个人体会，我是通过观察得到的。对保罗的观察，让我学到了很多第一手的知识。

保罗 20 多岁，剃了光头，戴着很夸张的耳坠，脸型很像美国吸尘器广告中的人物。他担任教师助理，工作职责是在课堂上辅助自闭症儿童丹尼丝。丹尼丝，16 岁，刚转学来到新的学校。原先的学校说她对老师有攻击行为，原因可能是遭遇了很多挫折，经常会失去自我控制而暴躁起来。在新学校的课堂上，丹尼丝常常沉浸在重复性的仪式化的行为之中。例如，她会从书包里拿出一包一包的光盘，在课桌上排起来，这类重复性的刻板行为似乎可以让她安静下来。她很少说话，偶尔会低声哼出几个字来。虽然有些怯怯的坐立不安的样子，但是看不出她有攻击或发怒的倾向。

作为这所学校的顾问，我的部分职责是个案的观察。很快，我就发现，在课堂活动中保罗的工作十分有效。丹尼丝做作业时需要什么材料，马上就能拿到，而且做事的流程已经安排妥当，接下来，保罗会退出干预，让丹尼丝有独立作业的空间。

保罗一直密切观察丹尼丝的活动，一旦她开始急躁或者分心，便马上靠近她。我发现保罗每次靠近时，丹尼丝就会变得安静并放松下来。任何临近失控的微妙信号，都逃不过他的眼睛，而且他接下来的做法总是立竿见影地奏效。有时候，他在几米之外，只是轻轻地点点头，或指点一下，或一句半句很简单的话，似乎就会产生无声的魔术一般的符号暗示作用。我每次隐隐预感到丹尼丝开始焦虑不安的时候，他就已经在那里提供支持，帮她继续安心做手头的事情。

他是怎样设计出这样一套行之有效的方法，帮助这个女孩自我调节，适应新的环境，改变了原来学校里屡屡挫败的惯性？我很想学到他的好办法。于是，我请他跟我聊一下。我说，看到他能如此熟巧地预测丹尼丝的行为，并做出如此恰当的干预，我真是由衷地赞叹。

我问道："你可否说一说你的具体做法和诀窍？"

他耸耸肩，似乎被我的问题窘住了。他的回答十分简短："我只是留心罢了。"

只是留心！他的话听上去如此简单，可是背后的意义很丰富。保罗能够根据那个女孩的需要提供及时的支持，不是因为他掌握了某一种疗法，遵循了某一种行为矫正的流程，或者发放了某些正确的"强化物"。他对丹尼丝的高效支持，是出于他善于随时观察、聆听的本能和素养，以及对儿童个别化需求的高度敏感。

世界上有多少人像保罗这样出色呢？要抚养一个自闭症儿童，最难的一个挑战就是要找到好的帮助者，例如医生、治疗师、教师等，找到那些最具成效的、最能与儿童合作的、最能激发变革进程的专业人员。尤其是那些首次面对自闭症孩子的问题或疑惑的家长们，最困难的问题就是：我应该信任谁？我应该听从哪位专家的建议？我怎样找到与孩子的需求相匹配的治疗师或教师？

我个人对这个问题的见解，曾发生过一次根本转变。那是与吉尔·考尔德医生，一位自闭症儿童的母亲相遇的经历。在温哥华市英属哥伦比亚大学的演讲厅，我在演讲中说起保罗的例子，我问听众：你们可曾遇到过像保罗这样的，不经特殊训练就天然具备与自闭症儿童和谐相处的先天能力的人？

在第 20 排，吉尔医生站起来说：我们家把这个叫作"异得"因素。她解释说，多年来，她悉心观察各类专业人士跟她儿子的互动情况。通常，每当学校换一个新的教师助理，她儿子回到家里就会显得更加难过、更加焦虑。但也有新换的助理马上就能跟孩子建立关系，让孩子变得开心和放松。

造成这种区别的原因是什么？

吉尔医生的解释是：有些人具备天生的能力。只要 5 ~ 10 分钟，他们就能与孩子打成一片，儿子就会跟他们玩在一起。这是一种化学过程！有些人具备天然生成的"异得"，无论其职称、专业训练如何，他们自然就会与自闭症儿童产生"联结"。

第二种人，吉尔医生称之为"近异得"：这些人可能缺少天生的与自闭症儿童沟通的直觉能力，甚至属于木讷、呆板、内向的性格，但是，他们具有强烈的学习欲望，积极寻求他人（熟悉情况的孩子家长）的支持和建议。吉尔说，这类人中有许多专业人士，他们乐于合作，令人尊敬，因为他们真心关爱自闭症儿童，愿意付出精力学习和成长，心胸开阔，愿意接受孩子周围的人们提供的任何建议。

第三种人，难以与自闭症儿童沟通，甚至他们自己就是导致孩子情绪失调的直接原因！这些人往往固执于预定的成见（通常是错误的观念），不愿意接受熟悉儿童情况的人提出的不同意见。他们既缺少本能，又缺少学问，所以无法与自闭症儿童合作。通常，他们会依赖纪律和惩戒，而不问究竟。他们设定的目标是通盘控制儿童，对自闭症相关的问题和挑战统统视而不见，只管以自我为中心，对孩子发号施令。

我插话说：啊，你是说这些人根本缺少"异得"！吉尔和会场上的听众会心地一笑。

吉尔医生提到，有好几次，因为某个成年人的干预，反而引起她儿子更多的焦虑和挫折。她停了一下，深吸一口气，控制住自己的激动情绪，说道："我绝对不会让这样的事情再次发生在儿子身上！"这句话激起会场上一片议论，接下来人们开始谈论那些不懂得自闭症孩子的老师，不理会儿童的情绪状态而只是套用某种机械技术的治疗师，还有那些只见症状不见人的医生，以及他们造成的伤害。

有一次，我参与组织了一个家长联谊会的年度活动。我永远不会忘记一位父亲的话。他有一个快 20 岁的自闭症儿子。他说："我要告诉有自闭症小孩的家长们，你要远离那些专业人员，你根本就不应该相信他们！"这句十分大胆的话引发了一次关于家长与专业人士关系的深度讨论。

这一类强烈的反感情绪的根源，在于他们经历了太多的事情，那些缺少"异得"的专业人士让他们伤透了心。这些人士无法与孩子建立关系，从而失去了（或者说根本就没有得到）家长们的信任。一般来说，家长们在探索之路的初期阶段几乎完全信任专业人士，他们渴求得到帮助，可以说不惜一切代价寻找能够提供指导的有经验、有理论的人士。那么，是什么让他们变得如此疑心重重、心怀忌惮呢？就是本来应该提供帮助、但是却辜负了家长信任的那些人士的做法，让大家失去了希望。

那么，造成根本性差别的原因何在？有哪些要素让人能够真正具备"异得"？家长在寻找专业人士或者教师的时候要关注哪些品质？为了切实有效地帮助那些"爱异得"的年轻专业人士成长，我们应该做些什么？

具备"异得"的人并不一定要具有某种高级文凭，或者若干年的专业训练和本领域的经历。我曾经遇到过不少拥有显赫的学历和专业证书的人士，但是他们身上却缺少一些最基本的人性品质，正是这些品质使人能够与自闭症儿童和家庭一道工作。许多像保罗那样的人，没有高级文凭，却能够建立起有血有肉的人性关系，直觉地感受儿童的真实需要，并能切实有效地提供支持，推进富有意义的进步和改善。

据我体会，那些天然具备"异得"的人，拥有一些重要的特质和本能倾向。其中主要有：

- **共情**。他们力图理解自闭症人士如何体验和理解世界。他们不会用自己的经验或者其他特殊人群的经验来泛泛地推论，而是密切关注并恰当解读当事人的行为动向，如实理解当事人的心态感受。

- **人性要素**。他们把人的行为看作人性的表现，拒绝那种颇具诱惑力的做法，即把当事人所有的行为和反应看成是自闭症的表现。他们追问事情的原因，而不是简单地把儿童的抗拒、延缓行为解释为"不服从"。不用任何思考，我们就可以把自闭症儿童的僵化重复叫作"自闭行为"；认真的人则要追问：为什么是此时而不是彼时，此处而不是彼处？具备"异得"的人会付出更多的努力，追问行为背后的原因。

- **敏感性**。他们敏于察觉儿童的情感起伏，能够捕捉那些微妙的信号，预测儿童自我调节良好或失调的不同状态。与我们大多数人一样，自闭症儿童通过细微的身体语言和面部表情等外显的信号来体现内在的情感。具备"异得"的敏感性，就可以发现儿童何时移动注视的焦点，何时身体开始变得僵硬，表明孩子可能处于情绪激惹或者信息超载状态；何时儿童开始前后晃动身体，意味着紧张不安的情绪开始积累。具备敏感性，就可以敏锐地察觉一个具有较高语言能

力的自闭症儿童何时开始争辩不休，或者干脆拒绝与人对话，可能
是情绪即将失控的信号。

○ **分享控制权。**他们没有要对自闭症儿童施加外部控制的情感需要。
有太多的老师和治疗师认定自己的职责是实施某种控制方案或者架
构，把自闭症儿童的行为限定在特定的格局之中。与之相反的做法
是，家长和专业人士应该与自闭症人士分享控制权，并按照其需要
来提供支持。这样的观点强调尊重个人的权利和自主意识。同样，
请记住重要的一点：赋予自闭症人士各种社会情境中的自主控制权，
有利于他们最终获得更强的独立意识、更高的自我效能、更好的自
我决策能力。

○ **幽默感。**他们看待事情不会过于严肃。自闭症人士及其家庭的生活
中充满了各种各样的挑战。有时候专业人士、教师、亲属朋友过度
强调消极和负面的问题，似乎总是用充满悲剧色彩的有色眼镜来看
待具体的困难，只会让局面显得雪上加霜。对于孩子和家人来说，
大家采取一种幽默的态度（当然是充满尊敬的幽默）、一种健康向上
的视角来看待孩子的行为举止，以及孩子需要面对的情景和困难，
这才是更有助益的做法。

○ **信任感。**他们致力于建设正向的人际关系，培植信任感。在任何一
种人际关系中，培养信任的最好方式是聆听和理解对方的需求与欲
望，而不是把外在的程序强加于人。专业人员往往忽略的最重要的
事，就是从一开始就要建立信任，并不断增强这种信任，直到工作
结束。因此，与自闭症人士一道工作，与家庭合作，必须学会聆听，
学会尊重，而不是带着先入为主的固定观念，居高临下地指手画脚。

○ **灵活性。**他们灵活地进入具体的情境，根据实际需要开展工作，而
不是顽固不化地执行某个机械的程序或者预定不变的计划。很多时
候，治疗师只关心自己拿到手的流程手册如何实施，而不是真切地
了解孩子的实际情况。有些技术流派的方法过于烦琐，把行为反应

和如何应对的细节都规定得很死板，以致没有任何空间让专业人员（甚至家长）可以真实地感受孩子的情感，理解行为背后的原因。在观察专业人员工作的时候，我常常对他们的特定选择很不赞成，或者根本就不能理解。我提出问题的时候，他们的回答都是："我同意你的看法，但我是在遵循行为矫正的程序啊。"干预程序应该具有灵活性，才会适用于个别的人。我们应该认识到，如果甲程序不适用，就应该换成乙程序才对。如果坚持认为唯有方法重要，儿童反而不重要，那就可能犯削足适履的错误。

行动中的"异得"因素

尽管我已在自闭症领域工作了 40 载，但那些几乎没有受过任何专业训练而本身具备"异得"的人，仍然能让我学到很多。

有时候，最简单的东西也能起到重要作用。卡洛斯，相对而言很少去上学，然而在七年级课堂上却多次怒气爆发，引人注意。许多老师都说他非常具有攻击性，行为怪异难以预测，但有个人却和他建立起了融洽关系：那就是校长。

那时，我在那个学区当顾问，有一天我去拜访校长，询问她是怎样做到和卡洛斯密切相处的。校长解释说，在一次严重的课堂攻击行为发生之后，她把卡洛斯请到办公室来。没有训斥说教，也没有根据纪律条例惩戒他。她拿出一个橘子，两个人吃了起来。男孩非常开心。校长说，如果他能够一直遵守课堂纪律，表现良好，那么还会邀请他。

卡洛斯一直表现良好，校长也遵守了约定，经常请卡洛斯来办公室做客。我问校长，你是怎么做到的呢？

"很简单呀，"她说，"我们就是一起坐下来吃橘子。"

因为校长早就明白，如果再有人像课堂老师那样，警告卡洛斯说他违反了课堂纪律，或者提醒他不要捣乱，将不会产生任何效果。孩子需要学校里值得信任的人给他提供情感上的可靠支持。

像分享橘子这样的琐事，可以奠定亲密关系和个人成长的基础。有"异得"的人们很明白：要与自闭症人士建立密切关系，需要特殊的品质，这与我们平常人发展人际关系是不一样的。蒂妮丝·梅卢奇是一位训练有素的艺术家，她在才华横溢的艺术家贾斯汀·卡尼亚（见第 10 章）小的时候做过他的家庭教师。小贾斯汀崭露了初步的艺术才华后，他父母问蒂妮丝是否愿意辅导贾斯汀。蒂妮丝对此充满了热情，尽管她既没有受过自闭症方面的任何正规训练，也从未从事过自闭症儿童方面的工作。

贾斯汀坚持不懈地画卡通人物，如米老鼠、霍默·辛普森（辛普森爸爸）、小鹿斑比等。蒂妮丝建议他画些别的，可是贾斯汀不予理睬。鉴于贾斯汀的才能，蒂妮丝想扩展他的绘画内容，并帮他认识到别的东西也很有趣，他也能画得很好。一开始，贾斯汀倔强地拒绝了。

蒂妮丝是怎样诱导贾斯汀画除卡通人物之外的其他东西的呢？

她学猫叫。

蒂妮丝了解到，贾斯汀除卡通人物之外最喜爱的就是动物了。他经常去动物园，而且热情地和猫猫狗狗打招呼。为了激发贾斯汀的积极性，蒂妮丝和他约定：只要他画一些除卡通人物之外的东西，比如说风景、静物，她就学猫叫。令她惊喜的是，这招见效了。这种新奇的策略不仅帮助贾斯汀探索艺术表达的全新领域，而且给这种探索过程增加了乐趣，最重要的是，为一段值得信任的师生关系打下了基础。

学猫叫看起来是一件小事，但是该举措的重要性在于：蒂妮丝在思考怎样激发孩子积极性时，所采用的灵活与创造性的思维方式。其他教师也许只会不断地提要求或者干脆放弃，但是蒂妮丝充满想象力地完成了这个挑战。

　　六年级的体育教师创造性地激发约书亚参与班级运动训练项目的积极性，这种创造性思考方式使得约书亚从中获益。约书亚对美国总统感兴趣，从小就按照时间顺序背诵总统们的名字。现在，他花很长时间上网和查书，用来积累和背诵总统们的信息。

　　这位体育教师的创造性解决方案是将各种运动项目和总统们分别联系起来：高个子的林肯代表伸展运动；小时候砍樱桃树的乔治·华盛顿代表摆臂运动；爱打篮球的奥巴马代表跳跃运动，就像一个小孩想要跳起投篮时的动作一样。

　　这位体育教师没有强迫约书亚做事情，相反，他追随着约书亚的兴趣，并将其与体育运动结合起来。总统体育运动不只是约书亚一个人感兴趣，整个班级都参与了进来。教师经常让约书亚决定班级在特定日期做什么运动。教师时时处处对约书亚细心观察，通过创造性与灵活性的处理方式实现了多重的教育目标：调动了约书亚参与体育锻炼的兴趣；让他对"总统对应运动"有话语权；使他和同学们开始了社交活动。

　　有些教师拒绝采纳这类有创意的策略，不全是因为他们缺乏创意，也可能是因为他们担心学校管理者不支持这些个别化的课程内容与教学方法。在大部分学校中，校长是教师行为的指挥者和定调人。如果校长具备"异得"，那么自闭症学生的情况将大不相同。

　　妮娜是个娇小可爱的一年级学生，她妈妈喜欢给她穿鲜艳的花衣服。上幼儿园的时候，妮娜总是动个不停。不是在地上打滚，就是在桌子上爬。到一年级了，尽管她已有很大进步，但妮娜仍然很难控制自己的身体动作。晨间谈话的时候，同学们都在地毯上坐好了，妮娜也想加入群体，可她不会像大家期望的那样找个位置静静地坐下来，而是在人群中横冲直撞。

　　为了帮助妮娜学会身体自控，一位治疗师给了她一个直径12英寸的圆形橡皮垫，这个小小的漂亮坐垫就成了妮娜的专座。当孩子们都坐在地毯上活动时，老师想让妮娜坐在哪里，就把这个小坐垫放在哪里。这个办法很简单，却能帮助妮娜找到位置。

正如约书亚的同学们想要加入"总统对应运动"那样，妮娜的同学们都想要一个漂亮的小坐垫。老师满足了孩子们的愿望，给每人都发了一个有着他们自己喜欢的颜色和号码的小坐垫。这样一来，妮娜不再是唯一带着坐垫的怪小孩，而是众多有坐垫的小孩中的普通一员。

但是上别的课的时候又会出问题，尤其是音乐课。音乐教师在班级管理方面自有一套，而且不打算有所改变。当治疗师向她解释应该让妮娜坐在漂亮小坐垫上时，音乐教师断然拒绝，她不想给妮娜任何特殊待遇。她说，妮娜需要学会坐好，尽管她在控制身体和冲动方面有特殊的困难。

可想而知，在音乐课上不管妮娜怎样努力，她都无法安静地坐好。同学们都在地板上坐下了，妮娜费劲地用身体的翻滚动作试图挤到人群中去，结果引发一片混乱。

在一次妮娜的治疗师和各位教师开会时，这件事成为讨论的重要话题。每个人都认同那个漂亮小坐垫，认为那是帮助妮娜组织自己身体并理解应该坐的位置的关键。最后，校长说话了。他问大家："你们都确信这个小坐垫的确管用吗？"

大家一致肯定坐垫的作用。

校长用力拍了一下桌子，说："如果小坐垫对妮娜有帮助，那么全校上上下下都要对此认可并实行！"

有人怀疑音乐教师可能不会。

"她说了不算，"校长回应道，"这是学校的规定。我们根据学生的实际需要，提供切实有效的帮助。"

这是一个具备"异得"的校长，他知道在帮助不同能力类型的孩子时，创造性、共鸣、灵活性都是必需的。当校长持有这种立场时，不仅对妮娜这样的学生个体有帮助，而且能够使得治疗这些学生的教师和治疗师们感到被尊重、被支持、被确信。当教师和治疗师感受到如此这般的支持力度时，他们就有动力和信心去寻找帮助学生的办法，不管这些办法看起来是多么不合常规。

具备"异得"的校长会认为有责任让有残疾小孩的家庭感受到自己是受学校欢迎的。他们积极地与孩子和家长互动，当有问题或挑战出现时，他们认为自己有责任想出既有创意又正好合适的解决方案。这样的校长能够凝聚形成富有同情心与爱心的成长共同体。

在有些学区，尤其是规模较小的学区，特殊教育主任有时会根据初次家访来定基调。史黛西是康涅狄格州一位特殊教育主任，对于那些当前参与了早期干预项目而且将来很有可能参加特殊教育项目的学步儿家庭，她都十分认真地去家访。她到人家家里去了解这些家庭的顾虑，而且告诉他们在哪些方面学校能提供帮助。

别的学区的主任对此并不认同，想不通为什么一个工作繁忙的特殊教育主任要给自己额外增加负担去访问每个新生家庭。然而，史黛西知道，入学转衔对每一位家长和学生而言都是充满挑战和焦虑的事情。作为学区的特殊教育主任，她最重要的责任之一就是和这些家庭建立充满信任的关系。而如果家长在初次家访中感受到关怀，这种感觉在接下来几年都将有助于家校关系的融洽。

琳达是我担任顾问的另一个学区的特殊教育主任，她学区里有一对快到 3 岁的自闭症双胞胎姐妹。受到史黛西的启发，我建议琳达和我一起去看看这对双胞胎和她们的父母。她们家是一个凌乱的拖车式活动房，我和琳达坐在地板上，一边和双胞胎玩耍一边回答她们父母的各种问题。经过 90 分钟的家访，琳达帮助这对父母缓解了忧虑。而在此之前，他们对如何应对自闭症的挑战、学校能帮到什么忙，都一无所知。

家访结束后，我和琳达一起开车离开，我看到她面带笑容。她说："这种感觉太棒了，真为我们的工作感到自豪。"对于这个正在受自闭症困扰的焦虑不安的家庭而言，我们简短的家访传达了友好的信息：学校敞开怀抱，欢迎他们。这为双方的关系打下了信任的基础。

具备"异得"的教师

教师不一定必须具备自闭症或特殊教育的专业训练，才能够理解自闭症儿童所需面对的挑战、所具备的优点以及渴望得到的帮助。在弗吉尼亚州我担任顾问的一所小学里，有位音乐教师非常有办法，能将 3 名自闭症学生与其他 20 多名典型发展的学生近乎完美地融合在一起。

有个 8 岁自闭症男孩用意大利语演唱歌剧《阿依达》的片段。教师后来对我说，这个男孩的高音很完美，而且善于记忆很多音乐片段。在识谱活动中，教师用电子琴演奏动画音乐，而自闭症孩子和其他孩子一样，都是那么投入、积极、专注。

后来，我问教师他用了什么好办法，他说自己一直积极探寻孩子们的长处和才能，包括自闭症孩子在内，也让他们参与演出。他告诉我："这些孩子有很多明显的长处，我总是确保所有孩子都能参与，而且孩子们都能看到自己同伴具有的能力。"

有些杰出的教育者通过创新的方法调动孩子的积极性，让他们参与教学活动。在科德角的一所中学，我有次看到一位言语－语言病理学家带领一组特殊儿童烤巧克力饼干。在孩子们烤好饼干装好盘子后，这位治疗师热心地宣布："很好，我们该进行接下来的活动了。"

孩子们各自端了盘饼干一起走向学校走廊，分别去敲门，有的去教室，有的去教师休息室，以及各种办公室。门开了，他们就和开门的人问好，并开始交谈。

"欢迎来到我们教室！今天你带来了哪种饼干？"

"我们做了巧克力饼干。"

"你们有多少？"

从这里我们可以看出，在这所学校里，这种活动已经融入了学校教学的常规。特殊儿童通过分饼干这样的活动，成为学校这个生命共同体的积极参与者。他们和老师、同学主动交往，而且获得一种回馈他人所产生的愉悦感。（说到底，哪一个人不喜欢分享美食呢？）

黛安是中学里一批自闭症学生功能性课程的教师，她的任务是提高学生在日常实践中运用阅读和运算的技能。她也找到了能自然地引发社交活动的好办法：她和这批自闭症学生开了一家小店，卖零食和饮料给其他教师和学生。

这个办法很简单，可是却奇迹般地吸引了很多学生到店里来与自闭症学生长时间相处。黛安没有依赖常规的社会技能课程，而是借助饮食店这个平台，让自闭症学生自然而然地与人打交道。即使情况最严重的自闭症孩子也有机会参加活动做出自己的贡献，而学校典型发展的学生也不必被绑架来与自闭症学生上假模假样的社交活动课。孩子们在一起买零食、玩游戏，自然地就产生了互动。她那充满创意的办法不仅提供了社交活动机会，而且让每个人都有了身为团队成员的归属感。

遭遇缺乏"异得"的人

具备"异得"的教育者和治疗师能对特殊儿童起到非常积极的改进作用，而缺乏"异得"的人却使困境雪上加霜。这种人可能是教师、治疗师、邻居甚至是药房的收银员。不幸的是，我见过太多这样的学校管理者、教师、治疗者，他们的无知、顽固、僵化所引起的问题远比解决的问题要多得多。

这些人有一种"缺陷清单"心态

有些专业人员看待儿童的时候只看到一串缺陷或障碍。实际上，更积极的态度应该是采取一种发展的视角，敏于感受并捕捉儿童的个人特长，理解他们在终生发展过程中各个阶段的需求，这才是真正有用的做法。专业人员仅仅出示一份儿童缺陷的清单，就只是把自闭症儿童与正常发展儿童相比较，或者与某个标准化的测验相比较，而完全忽略了一个真实的孩子的完整情况。

在大部分案例中，父母比别的任何人都更了解自己的孩子。因为自闭症诊断是需要协作的过程，故而父母的参与是不可或缺的。专业人员需要向父母表明，他们对孩子各种细节的观察十分准确，意义重大，而且得到了专业人员的高度重视。专业人员不应该只是向家长传达一个简单结论，而应该说明自己观察到的情况，寻求家长的意见，最终达成共识。

在诊断过程中，专业人员最常犯的错误是仅仅提供一个诊断结论，此外没有任何有益的东西。这种做法既不负责任，又显得麻木不仁。专业人员应该设法确定孩子身上的优势领域，尤其是那些对他们的将来生活举足轻重的长处。这能帮助父母认识到，诊断只是漫长的干预旅程中的一个小环节。当然，收到诊断结果对父母是有帮助的，特别是能帮他们确定孩子的问题所在，不再迷茫。但关键问题不在于孩子的诊断是什么，而是接下来确定干预的方向和目标，整合各种服务资源，确保孩子将来有一个最好的出路。

收到诊断结论的父母经常会遇到另一个问题：孩子的长期预后会是怎样的？我的回答是：最重要的事情不是孩子现在的症状，而是孩子终生发展的成长轨迹会是怎样的。换句话说，孩子的成长情况将会显示他的潜在可能性。我们的职责是：确保恰当的支持实施到位，确保恰当的人来提供支持。有些专业人员习惯到处散播恐惧，但我们知道，人的发展潜力是十分巨大的。对我们所有的人来说，包括自闭症人士，发展是一个终生的进程，需要有长远的眼光。

这些人只关注计划，不关注儿童

　　有一对父母，他们儿子还是学龄前幼童的时候我们就认识了。在孩子12岁上中学的时候，他们邀请我去参观那所私立的自闭症学校。亚历克斯是一个瘦高的男孩，因为十分严重的运动性言语障碍而不能说话，虽然意识和智力水平都不差，但由于精细运动动作的协调和排序障碍，不能发出清晰的语音。此外，他有特别突出的感觉过敏，无法忍受某些噪声刺激。到现在他已经出现了严重的自伤行为，必须戴头盔来保护自己。

　　那天我参观的时候，正好遇到一个负责人要带亚历克斯离开教室去体育馆，我看到孩子的脸上瞬间就表现出惊恐和焦虑。上课的教师提醒说亚历克斯很难适应嘈杂、人多的地方，比如说体育馆就让他很害怕。但是那个负责人是个强壮的年轻男士，对此置之不理。

　　"他没得选！"负责人一边说一边用胳膊夹住亚历克斯并拖着他上楼梯，我紧跟在后面。我认识亚历克斯已经6年了，从没见过他像这样：可怜巴巴地看着我，眼里满是祈求，伸手紧紧拽住我的衣角，像是求我伸出援手。负责人一路都拽着亚历克斯，到体育馆后把他扔在地垫上，像是在宣告：在这个地盘上，我说了算！他说："在本校，谁不服从命令，我们就要这样做干预。"当时事发突然，作为一个来访的客人，我一时僵住了，没有采取介入的动作。但是，亚历克斯的处境让我感到十分揪心。

　　事后我将那次虐待行为通告了亚历克斯的父母和校长。至今为止，那次悲惨的事件时常萦绕心头。这一类情况也激励着我发奋推进变革。我实在很难理解，为什么要强迫一个个孩子，使之身处必然会造成他们精神磨难和身体痛楚的环境。这样做，究竟对谁有好处？可是很不幸，这绝对不是一个孤立的偶然的事件，而是以控制自闭症儿童行为作为目标的一套方法造成的严重后果。那位学校负责人对一个孩子的人性视而不见，而他对自己给孩子造成的伤害，也不会有多少意识。

这些人关注孩子的坏名声，不关注发展的潜能

每当一个学生进入一所新学校，教师和治疗师都会努力去了解孩子的过去，了解造成各种困难的原因有哪些。然而，想当然地根据儿童的过去，便假设儿童以后一定会是什么样子，这种推测会出偏差。更严重的是，在许多情形下，会导致对儿童的严重误解。

我认识的一个女孩，以前在极度激动的时候，曾用头撞过治疗师。我发现，即使是新来的治疗师也处处防着她，他们似乎认定，这个女孩随时会对着你一头撞过来！有一个年轻的老师，他丝毫不理会别人的传言，而是真诚地尊重孩子，关心孩子的成长，期望她能做到最好，他也是学校里对孩子帮助最多的人。

我的精神导师大卫·路德曼有一句格言：期望成龙则见龙，期望成鼠则见鼠。儿童往往背着各种各样的包袱：自闭症标签、不当行为的档案记录、学校里的坏名声等。熟悉孩子的历史也许会有一些用处，但是这不应该妨碍我们去努力开拓崭新的、更加积极的前进道路。开拓创新，需要我们对儿童的成长和发展的潜能始终保持开放的心态。

这些人忙着控制儿童，而不是提供支持

每当学校给孩子安排一名助教时，我们总是希望这位助教得到了很好的培训，能够感受孩子的需求，适当地进行干预，随时提供合适的支持，同时又尽量放手让孩子做事。尽管多数助教做得不错，但不得不说，缺乏培训的助教会成为问题的根源。艾伦的助教在他眼前几厘米的地方晃来晃去，总是手忙脚乱地试图包办一切活动，这样一来，缺少自由空间就成为艾伦情绪失调的重要原因。只要她在身边待着，艾伦就会变得越来越烦躁不安。

有些成年人错误地认为，跟自闭症孩子在一起，就要不离开他们的眼

前；即使在提供积极支持的时候，他们也要孩子的眼光正视成人的眼睛。但是对于那些具有社交恐惧和感觉过敏的自闭症儿童来说，这样的做法极具恐吓效应，会让孩子不得安宁。这样做还会阻碍儿童的进步。孩子很难对他人的主观意图进行解码，所以会把一个活泼而热心的帮助者看成是一个在身边不停地骚扰的入侵者。

艾伦的助教还犯了一个最常见的错误：她把自己的活动日程表强加给艾伦，不管孩子的情绪如何，只是一味地强迫他做这做那，不留商量的余地。这种做法完全缺少对儿童的尊重，只会引起抵制，激发焦虑。

这些人对家庭的希望和梦想无动于衷

关于一个七年级孩子的个别化教育规划的会议即将召开。对这个孩子，我跟踪了好几年。尽管他聪明又健谈，但是定期观察他的教师和治疗师都很清楚：他的学业面临着极大的挑战，远远落在全班后面。他在一个融合的班级上课，同学都是典型发展的儿童。学校里的人都明白，他现在应该致力于学会基本的应用读写和计算，而不是在学术科目的概念体系里苦苦挣扎。但我知道，他的母亲格洛丽亚特别看重学科分数，因此可能很难接受教师们的建议，让儿子偏离常规的学术型上升阶梯。

遇到那位召集会议的负责人时，我说出了自己的顾虑，并建议她私下里先和格洛丽亚好好谈一谈这个话题，而不是直接在会上当众讨论。我说："她正处于非常脆弱的关键点，而且会将这件事视为自己已经失败的象征。"然而，这位负责人对于自己的管理效率十分自信，她向我保证，会议不会出任何问题。

开会那天，长桌边坐着的小组成员一个接一个地描述孩子在学术上的局限，并建议他专注于功能性的生活技能训练。每听到一个人这样说，格洛丽亚那原本充满期望的表情就多出一份沮丧。当第四个人也这样说的时候，房间里气氛凝重，格洛丽亚终于无法控制自己的眼泪，哭泣着夺门而出。

　　这位负责人优先考虑的是效率，是标准化的操作程序，而非孩了母亲的感受，也没有确保这位母亲听到最重要的信息：个别化教育团队不会放弃她的儿子，只是要对他的个别化教育规划进行必要的适当调整。她组织的会议让格洛丽亚猝不及防，完全粉碎了格洛丽亚的信任，因为她没有把格洛丽亚的境遇和心态当回事。

　　受到工作性质的限制，教师和自闭症专业人员往往会把很多自闭症儿童的家庭当成一个一成不变的整体来看待，但是每个孩子及其家庭都是独特的，需要个别对待。对于每个孩子及其父母的需求、希望和梦想，都要保持敏感，只有这样才可能与他们建立信任关系、合作共事，并照顾到所有人的最大利益。

重要的任务是理解自己的角色

　　谦卑，是"异得"的一个关键要素。1979 年，我第一次给大学生讲自闭症课程。我邀请了南伊利诺伊大学的特里·舍帕德教授来客串，他有一个自闭症儿子。他说，他们家的生活就像旋转木马，每年都旋转一轮："你们可能会坐上不同家庭的旋转木马，过一两轮就会离开。但是请记住：我们一家永远生活在同一个旋转木马上面。"

　　我曾询问自闭症孩子的父母，他们希望与孩子一道工作的专业人员应具备的最重要的品质是什么？最打动我的答案出自一位有个 20 多岁自闭症儿子的母亲。她说："我们最看重的人，不会对我们评头品足，而是和我们携手同行。"

　　这的确是对"异得"的最好概括。

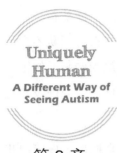

第 8 章

源自相聚的智慧

每年的某个周末，我都会与自闭症儿童的家长相聚一次。他们有的是我的旧相识，有的是新认识的朋友。我们围坐在一起，畅所欲言，交换彼此对自闭症的看法和理解。

我们每年一次的聚会已经坚持了 20 多年。20 多年前，我和妻子伊莱恩前往奥林匹克国家公园度假。我俩边走边聊，认为度假是一种让人们亲近自然、远离生活压力的极好方式，也意识到绝大多数自闭症儿童的家长很少享有假期，于是我们决定创建一种适合他们的减压方式。

最终我们和自闭症资源联合中心（一所由自闭症儿童家长运营的中介机构，它位于新英格兰，为有自闭症儿童的家庭提供服务与支持）共同合办了一家自闭症儿童家长休养中心。每年的某个周末，大约有 60 位家长汇聚此处，相互理解，彼此聆听，共享人生中的喜怒哀乐，相互扶持，逐步远离生活的困扰。

家长休养中心是家长的"减压"中心、我的"收获"中心。我在圣克罗伊岛和新加坡的工作室里、在全国各地的教室里、在起居室里、在游戏室里、在医院里（医院是我收获最多的地方）获得了大量有关自闭症的知识与经验；在家长休养中心，我又收获了感动。经验丰富的家长、刚加入中心的家长、学龄前儿童的家长、青春期孩子的家长……人们亲密地围成一圈，分享和反思过去两天，乃至过去一年的经历。家长休养中心，是一处只有开放、诚实和倾听而没有规则与约束的"心灵休养"之地。

在这里，一位父亲告诉我，他每晚盯着熟睡的儿子，就仿佛在看着上帝。一位母亲哭诉，她 20 多岁的儿子是她见过的最好的人，可为什么这么好的人却无法获得一个公平的就业机会？在这里，我见到一位父亲因不能为孩子寻觅到一所适合的学校而苦恼，因儿子被他人讥笑（他的儿子会告诉每一个留着金色长发的姑娘，说她看起来很像小甜甜布兰妮）而伤心。也是在这里，一位母亲分享说，尽管她的家庭（丈夫和一个女儿是盲人，另一个女儿是自闭症人士）在他人看来也许很怪异，但她知道，她的家人是真正"敏锐"的人，所有的家长都该知道，他们的自闭症孩子是敏锐的，这就是他们本来的样子。

我们当然可以从治疗师、医生、教育者、书籍、网络等各种渠道，获得关于抚育自闭症儿童的许多有用的信息、建议乃至鼓励，然而依据我的经验，那些在抚养自闭症孩子的道路上努力前行的家长们，才是能提供最有价值、最实用、最能赋予力量的养育智慧的人。多年以来，这些家长和孩子一直是我最好的老师，是我工作的信息"加油站"，不断拓宽着我对自闭症的理解。

家长即专家

哪种才是最能帮助自闭症孩子的行之有效的方法？在思考这些问题时，

许多家长感觉不知所措，困惑乃至担忧，本能地希望可以依赖权威人士的指点。"我该信任谁？我该听从哪位专家的建议？我怎样找到与孩子的需求相匹配的专家？"对此，许多大龄孩子或者成年孩子的家长的观点是：**家长就是最合适自己孩子的专家。也许专家的确比家长更了解自闭症，但是家长却比专家更懂自己的孩子。**

没有人比家长更能敏锐地捕捉和识别出孩子行为的细微差异，也没有人比家长更懂得孩子的情绪，更能分辨出一个微妙的面部表情的含义。女儿是否需要休息，儿子是否做好了准备，家长了解孩子的一举一动，一颦一笑的背后用意。一位父亲告诉我，他极其珍惜为儿子讲睡前故事的一小时，因为那是孩子"情深意动"的一小时。没有人能像父亲母亲那般，眼光时刻追随着孩子，因此也没有人能如父亲和母亲那样，觉察到孩子成长中的点滴重要时刻，即使专家也不能。

所有的家长都希望由自己看护孩子，并给予他们最充分的身心照料，可现实情况往往不随人愿。一旦家长面临经济或自身的困扰，他们在照料孩子时就会困难重重，如果孩子本身状况不佳，情况会更糟糕。

即便照料条件有限，如果家长能做到对孩子的在场关注，就可以消除条件的制约，带给孩子有助益性的影响。研究儿童发展的专家不止一次地探讨过同一个问题：为什么不同文化背景中千差万别的抚育方法都能养育出情绪状况健康的儿童？背后的重要机制是什么？在发达国家，全职家长也许会花费数小时与幼小的孩子待在一起，面对面地交流、玩耍；然而在发展中国家，母亲可能一上午都要背着孩子在田间劳作。共同之处在于，不同背景下的母亲都提供了尽职尽责的看护。无论是坐在玩具室里的母亲还是在田间劳作的母亲，在孩子哭闹时，都给予了回应和安抚。当孩子有需求时，能够及时关注，并给予支持与帮助。所以预测儿童情绪状况能否健康的最准确指标，不在于抚育方法的优劣，而在于照料者是否对儿童的个别化需求有高度的敏感性。

当然，关注白闭症孩子的需求更难一些，因为家长可能不能准确地解读孩子。尽管如此，家长仍是最懂孩子的表达，最了解孩子情况的人。无论孩子是 3 岁还是 30 岁，无论家长是刚接触自闭症还是已经累积了数十年的相关经验，任何专业人士提供的观点、解析、经验或洞见，都不能取代甚至超越与孩子朝夕相伴且事事留心的家长的判断。

娜塔莉就是这样一位母亲，她能敏锐地感知儿子基思的优势与不足，并做出准确的判断。当我第一次见到基思时，他才 5 岁大，不能讲话。他不仅是一名自闭症儿童，还是癫痫患者，同时也有严重的食物过敏和肠胃问题。他的皮肤因为过敏而发红，身体动作死板且僵硬，整个人看起来异常痛苦不安。接受了医学治疗后，基思的身体状况有所好转，他开始讲话，学习与他人交往，在小学里过得比较安稳且舒适。

基思入读小学最后一年时，娜塔莉前来寻求我的帮助。再过几个月，基思即将升入初中。儿子目前的状况适合升学吗？学习环境的变动会影响他吗？会有怎样的影响？娜塔莉对此忧心忡忡，彻夜难眠。她和丈夫都希望基思在小学里留级一年，认为当前他更需要待在熟悉的环境里，过一种稳定的生活，毕竟现在的老师非常熟悉他，能够读懂他的身体信号，并及时地提供支持。娜塔莉了解当地的政策，明白孩子达到一定年龄就需要升入高一级学校的规定，然而强烈的母性本能告诉她，晚一年升学更有利于儿子的成长。的确，因为严重的身体残疾，基思多年以来学业进步缓慢，直到两年前才开始出现明显的改变。倘若我们无法评估升学对基思的影响，为何不让他在稳定的环境中获得进一步的发展，却要让他在变动的环境中面临退步的风险呢？

我相信他们的直觉，愿意以学区顾问的身份为他们争取这项权利。推迟入学的情况本就少见，基思的情况也不完全符合政策的要求，因此审批过程并不顺利。我努力劝说教育专家们暂且将政策条例放在一边，转而关注政策所服务的对象，也就是家长和孩子的需求，"这些家长全身心地照料孩子，懂得孩子的需求，知道怎么做才能真正地帮到孩子。"

最终，特殊教育部门相信了这对夫妇对儿子的直觉判断，同意了他们的请求。专家们对娜塔莉夫妇直觉判断的尊重与信任，赢得了他们由衷的感激与信任，也为基思顺利升学赢得了宝贵的过渡时间。

相信直觉，跟随本能

几乎每周都有家长前来征求我的意见，他们想确定某种活动或治疗方法是否适合自己的孩子。每次，我都会向他们再三保证，他们对孩子的直觉判断很可能是正确的，可是每一次，我也必定会收到这般令人沮丧的回应，"这只是我自己的看法而已，孩子的治疗师（或者医生、老师）并不这么认为。"

家长一定要信任自己的直觉判断。

大卫和苏珊有两个十多岁的、患有自闭症谱系障碍的男孩。症状确诊后，夫妇俩开始带领两个儿子积极地进行户外运动，通过这样的方式辅助治疗。有一次，他们前往一所州立公园远足。短短 1.6 公里的行走后，夫妇俩惊喜地发现：孩子们喜欢这项运动，而且行走能平复和调节他们的情绪。于是在两个男孩刚十多岁时，大卫和苏珊精心计划了一次前往位于新罕布什尔州著名山口弗兰科尼亚山峡的 14.5 公里的徒步旅行。

作业治疗师曾经严厉地警告大卫夫妇，她认为孩子目前的身体状况没有办法支撑他们进行长时间的徒步旅行，而且他们与许多自闭症孩子一样，会没有目的地到处乱走而丢失。

大卫和苏珊没有听从治疗师的建议，他们坚信自己的判断，带领两个儿子克服长途跋涉的辛劳，完成了旅行。事实证明，他们的想法是完全正确的。徒步行走燃起了两个男孩的生命活力，他们尽情地享受旅程，享受运动，甚至享受体力的挑战。

当专业人员的建议与家长的直觉判断之间出现分歧时，该如何抉择？苏珊是这样解释的："我听专业人士谈论了很多两个男孩的缺陷和不足，这些观点束缚了我，让我几乎忘记每个孩子都有无尽的发展潜力；当我把这些观点丢到一边，勇敢地带领孩子跟随自己的本能判断而行动时，却惊喜地发现，一个全新的充满无限可能性的美好世界正悄悄绽放。"许多年来，苏珊一直把在弗兰科尼亚山峡拍摄的全家福摆放在办公桌上，时刻提醒自己不忘记这次旅行带来的启示，"在那美好的一天，我与我的家人一起完成了渴望已久的挑战。因为孩子是自闭症儿童，我们期盼通过挑战来证明自己，也因为我们不在意孩子是自闭症儿童，才能完成这个挑战。"

寻找支持性的群体

一旦确认自己的孩子是自闭症儿童，家长的心态自然会产生变化，感觉到孤立无援，很快他们的社交圈也将发生转变，邻居、朋友甚至亲友开始有意无意地疏远他们。我们可以理解这些人的选择，很多情况下他们不知道该说些什么或如何与自闭症孩子相处。他们感觉别扭、无法理解；他们的孩子与自闭症孩子的生活轨迹截然不同；即便想要帮忙，也不知道该如何做，只好远远地离开。人际关系的突然改变，再加上接踵而至的各种难题，通常会让这些新加入的家长们更加痛苦和迷茫。

毫无疑问，这些家长需要获得人际支持，需要找到一个欢迎他们、理解他们、接纳他们的支持性群体，他们可以在其中获得完全的放松，而不必进行自我辩解。亲朋好友、学校的支持性团体、基督教教会、犹太教教会、伊斯兰教会、非正式的朋友圈，都可以成为家长的支持性群体。这些道理是我在实践过程中逐渐摸索获得的，我每年都会与家长们在休养中心相聚，也越发懂得了自闭症孩子的家长、家庭间紧密联结的重要性。有一次，我与教会成员以及一位非凡的拉比共同策划，为特殊儿童的家庭成员设立专门的安息日。在与家长的接触中，我更加体会到他们需要群体支持的迫切心情，毕竟每一位特殊儿童的家长都希望一起做礼拜的成员能毫无偏见地接纳他们的孩子。

我常被发生在支持性群体中的一幕幕场景所感动：家长们经历过相似的喜悦，也遭遇过类似的挫折，有相同的抚育经验，他们的心很快就靠拢在一起，在群体中各自调侃着生活中的苦痛，例如孩子的一次严重退步、一场尴尬的聚会，彼此体谅对方内心的感受，对学校、朋友或专业人士的失望；休养中心的新晋家长常常在聚会之后告诉我，他们非常遗憾错过了太多如此重要的相聚；那些很少分享的父亲，在聆听有相同感受的其他父亲分享后获益匪浅；那些反复参加休养中心聚会的家长感慨道，他们与那些一年才能相聚一次的家长的感情，要比许多经常可以相遇的人的感情深厚得多。

这些例子充分证明，对家长而言，找到适合自己的支持性群体非常重要。但请记住，自闭症谱系孩子的年龄分布广，能力差别大，每个家庭的抚育经验不尽相同，有时家长的分享可能得不到理解与支持。无论如何，一旦找到了匹配自己需求的群体，它就将是家长获取精神陪伴、无条件理解和充分接纳的最佳心灵滋养之地。

学会积极乐观地生活

支持性群体应该充满积极乐观的正能量。休养中心的一对夫妇曾经在当地参加一个自闭症儿童的家长支持团体，那位父亲这样描述了参加团体的感受："我们在第一次团体聚会中听到的全部是对学校的不满、对治疗资源不足的抱怨以及对孩子糟糕状况的绝望感受，听见了在场每一位家长的焦虑不安。我们本想在团体中寻获理解与支持，最终却带着悲观与失望无奈地离开。"他接着总结说："我们现在学会了远离那些消极悲观的人。"

另一位母亲补充说："我们非常清楚每天会遇到怎样的困难，并不需要别人提醒和放大。我们希望有人可以分享他积极乐观的看法，和我们庆祝每一次微小的进步。"

家长们需要来自他人的积极乐观的支持。积极乐观不是盲目乐观或逃避真相；积极乐观的支持意味着他人能发觉，也能帮你发觉孩子的美好、非凡和潜能。

然而家长周遭不仅有喜欢表达消极情绪的悲观人士，也充斥着习惯用消极方式传递负面信息的专业人员。一些医师和治疗师认为，他们有义务将孩子可能发生的最糟糕的状况告知家长，他们会向家长描述孩子"永远不能胜任"的可怕场面。还有一些教师只会向家长汇报孩子遇到的困难和问题，而忽略孩子取得的看似微不足道的进步和成功。这些做法会给孩子的心灵蒙上悲观的阴影，也会影响家长对孩子的判断。那么，怎样的做法更为恰当呢？是只传达好消息不传达坏消息吗？是假装一切都好吗？是说谎话吗？不是的。答案就在保罗·西蒙所唱的歌曲《柔情》里："不，不是要求你说谎，而是需要你温和、诚实地告诉我。"

越是经验老到的家长，就越能体会到"温和、诚实"的重要，他们常常这样劝告新手家长：你无法改变孩子的障碍，也无法改变影响孩子的很多因素，但你能改变自己的选择，比如你和家人会与什么样的人共度闲暇时光？你会接受哪一位专业人士的帮助？你会听从谁的建议？为什么不选择那些温和地告诉你实情的人呢？

拥有信仰

我曾经听过贾斯汀（一位才华横溢的自闭症艺术家）的母亲玛丽亚·卡尼亚的一次演讲，她详细地讲述了贾斯汀的成长故事。报告结束后，现场的家长们提出了很多具有现实意义的尖锐的问题：她是如何为儿子寻找到适合的艺术导师的？贾斯汀是如何学会生活自理的？又是怎样学会工作面试技巧的？前排的一位母亲高举着手臂问，卡尼亚夫妇怎么敢让儿子孤身一人乘坐公共交通工具，从新泽西的家前往纽约寻找工作，"你没有感到害怕吗？如果有，你怎样处理你的恐惧？"

玛丽亚毫无迟疑地回答："我信上帝，相信他的庇佑，我也相信贾斯汀，相信他能够做好。"

家长们经常在一起讨论拥有信仰的重要性，他们认为首先要相信自己的孩子，其次要信仰某种伟大的存在。可能是因为对此不屑，我在刚入行时更相信科学研究的力量，很少信奉其他东西，尤其是与宗教组织保持距离。但是随着时间的推移，在接触过数以百计、形形色色的家庭之后，我用亲身体会彻底推翻了自己初出茅庐时的傲慢：**对自闭症人士的家庭来说，拥有一份强烈的信仰的确非常重要。**

有一次，我们在家校联系会上与一位母亲谈论起孩子所取得的巨大进步。这个 5 岁大的自闭症男孩在 4 岁之前不会说话，经过治疗师的不懈努力，他首先学会了键盘打字，可以在计算机屏幕上表达自己的想法，随后能够应用 iPad 的文本和语音转换程序与人交流，接下来，他很快就开口讲话了。面对孩子如此迅速的转变，这位一度质疑儿子是否有语言能力的母亲真是喜出望外。

"太棒了，"我对她说，"这孩子非常努力。"

这位母亲面露微笑，极力赞扬了教师和治疗师的付出，紧接着她告诉我，每晚她都会为儿子祈祷，"我相信孩子的进步是上帝和学校工作人员共同努力的结果。"

家长信仰的程度不同，有的坚定不移，有的半信半疑，有的左右摇摆。那些很难坚定精神信仰、不太相信孩子的家长也不容易相信医生、治疗师、教师和学校。他们了解我的女儿吗？他们会为我儿子着想吗？他们明白她是如何特殊吗？据我所知，那些对自闭症孩子最有帮助的家长，无一例外都拥有坚定的信仰。

再者，一部分家长相信，有一种更为强大的力量和他们共同承担着养育孩子的重任，这种信念让他们感受到安慰、体会到信任并释放了压力；另一部分家长认为，要相信自己的力量，坚信自己才是最能帮助孩子的人。从信仰神灵到仅信奉自己，信仰的对象也不同。

尽管有诸多的差别，有一点却是共通的，那就是希望。每一位家长的信仰中都蕴含着希望。诗人玛雅·安吉罗曾经说过："没有希望，人类就无法生存。"家长也不例外。值得注意的是，真正的希望应该是建立在现实之上的希望，脱离现实的虚假希望或对孩子发展前景的错误期盼，于家长于孩子都无半分好处。很多家长都曾遇到过口口声声能"治愈"自闭症的无良庸医或江湖骗子，结果不仅浪费了时间和金钱，还丧失了希望。如何给予家长真实的希望？这是一门精妙的学问：专业工作者在传达信息时需要懂得拿捏分寸，做到恰到好处，使家长既意识到孩子巨大的成长潜力而满怀希望，又不会轻视可能遇到的严重挑战而盲目乐观。

希望可能隐含于家长对孩子的处处留心之中，与孩子共享其进步喜悦之时，也可能来自与"身经百战"但仍勇往直前的家长相互交谈的时刻，或者意料之外的收获时分。研究表明，若家长越怀有希望、视未来更加积极乐观，孩子则越不可能产生问题行为。

接纳并表达感受

家有自闭症儿童的现实为绝大多数父亲和母亲开启了一片不曾经历的情感疆域。家长们先前可能从未有过类似的强烈感受：内疚、不满、焦虑、愤怒。经常会有父亲挫败地说，他们无法与儿子心意相通，因此备感沮丧。

一位母亲可能因为女儿喋喋不休地重复相同的话题而几近抓狂。每当觉察到这些情绪，家长往往会自我谴责："我知道我不应该有这样的感受。"

抚养一名自闭症孩子，并不意味着要求家长变成一位可以掌控自身情感的天使。我们是人，七情六欲是我们最正常和最自然的反应。家长不必刻意为难自己，不需要也无法强行控制和改变自身的感受。

有时家长的烦恼并非源于孩子，而是来自身边关系紧密的亲朋好友。他们的叔伯们可能会好心地建议该如何养育自闭症孩子，或者孩子的祖母可能会批评他们管教孩子的方式不够恰当。家长应当理解：父母辈的家人也受到了孩子患有自闭症事实的影响，感觉到迷茫、焦虑和不安。他们基于关爱，提出了很多意见和建议，只不过有时听起来很像是指责。

"我们差不多已经能够自如地应对孩子患有自闭症这件事了，"一位父亲说，"目前，摆在我们眼前的最大难题是如何与那些固执己见、不理解我们感受的家人打交道。"

解决的方法不外乎是真诚且直接地表达自己的感受。感谢他人的关心和帮助，同时婉转地谢绝："很感激你为我们所做的一切，可我们认为自己的方式更适合孩子。希望你理解。"

适度而非过度争取权益

家长是捍卫孩子权益的最忠诚的战士。每位自闭症孩子的家长都在不断地向学区负责人、教师、治疗师、保险公司提出请求，为孩子争取适当的服务与支持。

可是家长在为孩子争取权益时容易用力过度，适度的争取往往演变为过度的争取，结果总是得不偿失。

争取的界限在哪里？如何做到适度而不过度？关键在于争取权益时，

家长要将孩子的需求而非其他因素，诸如自己的情绪等，放在思考的中心和首位。

许多家长都曾描述过他们与教育工作者之间的个人冲突，结果常常是两败俱伤。我们不妨首先从教师或其他专业人士的视角看待问题：他们需要服务多个学生和家庭，如果每次与某位家长的会面都充满争执，如果该名家长只是为了前来诉说不满和提出苛求，双方将难以合作；如果其他的家长纷纷效仿，学校或机构将无法开展工作。

其次，站在家长的角度看：孩子遭受的种种困扰他们感同身受，因而很多情况下难以保持平静，他们感受到了强烈的愤怒、不满和失望，需要找到某种直截了当的方式抒发情绪。部分家长雇用律师或职业诉讼人与教育界人士对簿公堂，甚至直接威胁他们来满足自己的要求。当然，有时为了获取正当权利，这种做法无可厚非，但若将它视为一种发泄情绪的方式，则常常弊大于利。无论是家长还是教育工作者，都需要一种可以缓解情绪、规避冲突的好方法。我有一个建议：当冲突出现时，请所有人及时将思考的焦点转向孩子，关注孩子的需求而非自身的情绪。有些家长在参加个别化教育计划讨论或其他会议时，会随身携带一张孩子的照片，并将照片置于桌前。每当讨论出现分歧时，他们便示意大家暂停争执转而关注孩子的照片，以这种方式提醒与会的家长和教育界人士少安毋躁，因为"我们都是为了孩子好"。

一旦家长转换视角，争取权益时选择关注孩子的需求、肯定教育管理者或教师关爱孩子的心，而非指责和控诉对方，他们之间的关系将更加和谐；而教育工作者也愈能游刃有余地处理彼此之间的矛盾和冲突，更好地倾听家长的心声，理解家长的处境，携手为孩子提供更优质的服务。

那么家长该如何与学校合作？陪伴班集体郊游还是帮助学校图书馆整理书籍？什么才是能带给孩子帮助的有效做法？如果家长平日里远离学校，有抱怨时才露面，他将逐渐破坏与教师之间的合作关系，进而影响孩子的幸福。如果家长在家校合作时能够做到在场关注、热切行动且积极思考，那么他将赢得师生的信任，也更容易获得教师有益的建议。

要分清轻重缓急

孩子刚被确诊为自闭症且尚还年幼的那段日子，是新手家长最难熬的一段时光。他们需要与教师和教育管理者会面、与教育专家交流、寻找适合孩子的学校、带领孩子穿梭往返于各种不同的治疗机构、选择和照顾孩子的饮食、权衡不同治疗方案的利弊……除此之外，还要面对一堆生活琐事：抚养其他的孩子、承受工作的压力、规划家人的日常活动、（彼此之间）维护夫妻或伴侣关系。许多家长恨不得变成超人，承接并完成好所有的安排。他们把自己的一天计划得满满当当，带领孩子参加各种可能有用的活动，生怕一个小小的疏漏导致孩子进步缓慢、倒退甚至错失起码的治疗机会。

如何顺利渡过"手忙脚乱"的新手时期呢？经验丰富的家长的建议是：切勿眉毛胡子一把抓，要懂得轻重缓急的抚养策略。这句话有以下两个方面的含义。

首先，家长要能判断出事情的先后主次。在安排孩子的学校生活时，家长与学校的很多意见并不能统一：家长可能不赞同教师对孩子的评估、不满意孩子的日程计划，或者他们可能强烈要求学校给予孩子一对一的支持，然而教师却认为孩子已经取得了巨大的进步，可以适度放手，还给孩子更多的独立空间。不一致产生时，家长要学会辨别主次，做到适当放弃、合理妥协。生活的战场上不只有一次战役，擒王弃卒、不纠缠于细枝末节，才能取得最终的胜利。

其次，判断的标准在于家长自己。举例来说，一位家长在谈论自身家庭问题时，可能会听到别人如此建议：只有矫正了某种家庭互动模式或者某人特定的行为方式后，才能从根本上解决问题。这位家长在认真考量之后，发觉此事并非当务之急，目前也没有时间和精力去关注它。正当他犹豫不决时，有人在一旁竭力劝说：目前是采取行动的最佳时机，此时行动非常有利于孩子的成长发展和家庭问题的解决。

我们不妨猜测一下这位家长的决定，他会不会立即采取行动？依据我的经验，通常这位家长会婉言谢绝："很感谢大家与我反复细致地讨论这项行动方案，但最近一个月，我要照顾反复生病入院的父亲，实在没有精力采取行动，很抱歉。"

家长们拒绝的理由往往很简单，因为他们清楚自己目前需要什么，不需要什么。行动方案是否适合、是否重要，只有家长本人才最有发言权。

享受幽默

鲍勃笑着讲述了关于儿子尼克的一则趣事。当时尼克还是一个十多岁大的小孩子，有一天，他和鲍勃去一家快餐店吃饭。寻找座位时，尼克看到一桌陌生人正在就餐，其中一位男士的餐盘里盛有一些法式薯条，他径直地走过，伸手抓出几根，边吃边说："这个很好吃！"

迎着一桌人诧异的目光，鲍勃微笑着耸耸肩，不好意思地说声对不起，然后护送着儿子离开了。

许多家长都曾因孩子在公共场合的不当举动而难堪，并且在事情发生后，他们也不知道如何向旁人解释孩子的行为。

有时不妨试试像鲍勃那样，仅仅笑着说声对不起，你会感觉轻松很多。

还有一则小故事。有段时间，一对夫妻训练他们年幼的自闭症儿子学习如厕，因为孩子有些抗拒，二人就一直鼓励他多加练习。一天，全家去家得宝超市购物，当他们走到卖马桶的地点时，让人意想不到的事情发生了：想起父母平日的鼓励，孩子决定去练练他的新技能，于是他走到了马桶前……

夫妻二人彼此瞥了一眼，仿佛在相互询问，"现在该怎么办"？而后两人迅速决定：离开！他俩赶忙拉过儿子，一边警惕着他人来找麻烦，一边保护着孩子溜走了。

回顾往事，你猜二人是觉得有趣还是有些难过？他们感觉很有趣，开心地放声大笑起来。

不少自闭症孩子的家长都经历过类似的窘境，感觉很丢脸、不知所措，对于这些往事，他们总是羞于启口。其实有时我们把事情想得过于严重了，试试与其他家长开诚布公地交谈吧，随后你就会发觉彼时的窘境变成了此时轻松愉悦的谈资和连接彼此的纽带。

享受幽默对家长固然重要，对专业人士也是如此。有一次，我以顾问的身份陪伴自闭症孩子参加暑期夏令营活动。一天，所有的孩子要集体外出观赏竞技表演，我被安排随行照顾12岁的男孩丹尼斯。表演开始后，大家都在兴致勃勃地欣赏节目，我突然听到身后一个小女孩哭叫着："爸爸，爸爸！"

我转身望去，发现丹尼斯正在开心地咀嚼着一大块粉红色的棉花糖，这是他趁四下无人关注，从小女孩手中抢来的。我连忙过去向小女孩的父亲道歉，看着这位像卡车司机般人高马大的男人，我有些忐忑不安，担心无法控制事态的发展。

"算了，让他吃吧，"小女孩的父亲一边说一边丢掉女儿手中剩余的棉花糖，"我们再买一个。"

家长拜访日时，我把这件事讲给丹尼斯的父母听，还未说完三个人就已经笑得合不拢嘴。丹尼斯的父母边笑边开心地邀请我："欢迎你加入自闭症大家庭！"

获得尊重

初次见面，我对泰迪的印象非常深刻，因为这位活力充沛的 6 岁小男孩几乎拆掉了我的整个办公室。泰迪大约 3 岁的时候第一次发作癫痫，从此以后不再讲话。他的父母杰克和凯伦带他辗转多位专家后，来到医院的门诊部找到了我，希望我能给泰迪做一次全面的评估。我边听家长的叙述，边着手评估，这时泰迪表现得异常焦躁，不断将书架上的书和资料摔到地上。

评估结束后，夫妻二人向我道歉，说泰迪当时的表现完全出乎他们的意料。我耐心地安抚二人，告诉他们我相信他们的解释，因为我从泰迪的眼中读到了困惑与烦躁不安，所以确认这不是他平日的状态。后来杰克和凯伦感激地告诉我，当时我的做法让他们感觉非常放松。之前他们也遇到过类似的情况，可那些专业人员的反应让他们感觉沉重：他们也许嘴上没说，神情却暴露无遗，似乎很疑惑，心里说：为什么你们平日里不好好教育自己的孩子。

此后我继续为泰迪和他的家长提供服务，迄今为止已有几十年的时间了。多年之前，凯伦曾跟我说，倘若再遇到那些惯于评价他人的教师或治疗师，他们会立马选择逃之夭夭，“作为孩子的家长，我们已经很有内疚感了，不需要别人品头论足，让我们更加内疚。”

最初步入自闭症儿童养育之旅时，家长通常感觉无助且迷茫，面对孩子的行为表现，他们一头雾水、不知所措，不知道该在这条混沌之旅的何处转弯，也不清楚谁才是可以信任的旅伴。部分家长，尤其是较少接触医疗机构或学校官员部门的家长，以为专业人士都是同样的德行，摆出一副恩人的姿态居高临下地俯视他们，甚至绝望地认为若想获得帮助，就必须与这样的人士打交道，自己别无选择。

不。家长和孩子值得拥有更好的选择。

　　有一年，在家长休养中心，一位父亲再度响应并支持了凯伦的感受："我们的要求并不过分，不过是希望在与管理者、专业人员和亲属相处时，能获得他们对我们和孩子的尊重。"

　　与座的家长纷纷点头赞同。我还未曾记得有哪种想法能引起大家如此强烈的共鸣。

　　找到爱护孩子、尊重家长、具有责任心和助人精神的专业工作者，与他们携手前行——这就是家长和孩子更好的选择。

积极的自我转变

　　尼尔23个月大时，我的好朋友伊莱恩·霍尔收养了他，并很快发现了尼尔与其他孩子的不同之处：他难以入睡，喜欢转圈、反复不停地开关柜门、撕扯壁画，可以连续数小时地大发脾气。3岁时，尼尔被确诊为自闭症。为了帮助尼尔，伊莱恩邀请了艺术家和演员朋友陪伴他，这些富有创造力且颇具才能的人，用艺术和戏剧的方式帮助尼尔逐步远离原有的世界，有条不紊地迈入我们的世界。

　　为了帮助身边同样遭受困扰的自闭症孩子和那些迷茫无措、焦虑不安的家长们，伊莱恩决定对外推广自己的抚育经验。2004年，伊莱恩启动了"奇迹计划"，这是一项针对自闭症孩子的戏剧和艺术援助计划。短短几年，这项计划就从它的起源地洛杉矶扩展到数座城市，并在全国范围内成立了相应的分支机构。伊莱恩的工作被收录在美国有线电视台HBO出品的一部获奖纪录片中，她本人也被邀请于世界自闭症日当天在联合国发表演说。

　　而这一切都源自伊莱恩，这位自闭症儿童母亲的自我转变：从困惑不安到明确坚定，从被动无助到主动寻求资源，从服务自我到帮助他人。

　　养育自闭症孩子是一项苦差事，家长自然会感觉到身心疲惫乃至自顾不暇，然而我一次次地发现有些家长非但可以积极地应对抚养的挑战，还能身体力行地帮助其他家长，切实做到从自我关注转为兼顾他人；即使遭遇挫败或愤怒生气，他们也不会指责旁人，反而化悲愤为力量，寻找更有效的养育方法，或者凭借自身的养育经验，开辟一条全新的职业途径。

还有些家长最初采用消极的方式争取权益，不惜与教育管理人员对峙甚至诉诸法律，后来转身以更加积极的姿态致力于募集资金、志愿服务以及推动政策变革等活动。另一些家长勤奋攻读，取得了特殊教育、心理咨询或治疗领域的学位，由非专业人士成长为该领域的专家。

类似的家长积极自我转变与成长的例子不胜枚举：曾经的律师摇身一变，成为自闭症政策制定领域的专业人士；一位父亲加入了当地学校的校委会，从家长转变为管理者，以全新的身份积极介入到自闭症学生的教育事业中；一对父母在长期照料自己的三名自闭症孩子后，决定将服务残障儿童作为今后的职业方向，母亲考取了营养师执照，为孩子提供饮食服务，父亲创办了一所非营利性机构，为孩子提供各类训练；另一位母亲，因为曾经与两处学区的官员机构交涉过儿子的权益问题，而被其中一处学区聘为家长咨询顾问，辅助其他家长争取孩子的最佳权益；还有一位父亲，他在某地的州立监狱系统工作了 20 年，愿望是退休后成为一名教学助理，"实实在在地为孩子们做点事"。

自我转变并非刻意的职业变换，而是积极的自我成长。家长的视域变得更加宽泛，包容性变得更加广博，他们不仅能承受挫折和困苦，还能眺望到希望和无尽的可能性，在助人之旅中收获满满的喜悦与满足、灵感与启发。

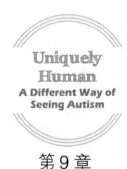

第 9 章

真正的专家

1986 年，天宝·葛兰汀出版了她的第一本书：《星星的孩子》，这是有史以来首部以第一人称叙述自闭症人士生活历程的书。天宝，这位聪慧过人、性格特别的女士，以她敏锐且透彻的视角详细剖析了自己的思维过程、感觉过敏、与众不同的学习模式和成长中面临的各种挑战，用自身经历彻底扭转了公众对自闭症的认知。

在天宝的书问世之前，我们对自闭症人士的了解（恐怕大多是误解）十分有限，主要依赖间接的观察、假设与解释获得零星的信息。天宝的自传无疑是我们理解自闭症人士的一座宝库，它蕴含了丰富的第一手资料。以此为鉴，我们才得以肯定长久以来的一些想法，抛弃部分猜测，并明晰了一个事实：**自闭症人士拥有完整的思想、强烈的情感和对自身经验的惊人洞察力。**

几十年来，天宝一直是自闭症人士中最为著名的一位，但却不是唯

——位能清楚讲述自身生命故事的人士。在自闭症人群中，不乏善于述说、擅长记录的人，他们是自己生活的最佳代言人。因为工作的便利关系，我接触过许多这样的人士，并和其中的一些人结下了弥足珍贵的友谊。我倾听他们的故事、与之共度闲暇时光、参与工作坊……长期相处的经历给予我深刻的启发和洞见，带给我用其他途径无法获取的信息，并极大地扩展了我对自闭症的理解。

在此，我要尤为提及罗斯·布莱克伯恩、迈克·约翰·卡莱、斯蒂芬·肖这三位自闭症人士，他们是我工作和生活中的良师益友。他们对自闭症的远见卓识几乎成为我每日工作的必备守则。在他们的帮助下，我和无数他人才能更为透彻地理解自闭症，并积极探究如何最好地帮助自闭症人士过上充实、有意义的生活。

当我提起这些人士的帮助时，有些人可能会质疑（或疑惑不语）：即使这些自闭症人士口齿清楚、能讲故事，但却有人际交往或其他严重的障碍，这样的人能为别人提供帮助吗？我不禁反问：如果他们不能，还有谁能？有谁比每日生活在自闭症困扰中的人更清楚患有自闭症的体验？我永远感激这三位自闭症朋友，他们向我们解释了再多研究都无法揭露的事实，而我也非常乐意在此分享他们的真知灼见。

罗斯·布莱克伯恩："客套我学不来"

在密歇根州参加自闭症会议时，我第一次遇见了罗斯·布莱克伯恩。当时我的同事同时也是一位有名的自闭症专家卡罗尔·格雷，向我引荐了这位来自英格兰的自闭症女士，并告诉我，她将在会议上探讨自己的成长经历。握手后，罗斯（那时大约 35 岁）含混不清地问我："想不想看伊斯特？"

我不得不请她再说一遍。几次之后我才听清，她说的是："想不想看看斯图尔特?"

我一脸茫然。

"斯图尔特，"她说，"电影《精灵鼠小弟》里的斯图尔特。"

我点了点头，随后罗斯一脸顽皮地将藏在口袋里的手伸到我面前，小心翼翼地展开：手心里藏着一只小小的玩具老鼠，很像那部儿童影片中的主人公。"巴瑞，这是斯图尔特。斯图尔特，这是巴瑞。"她轮换地介绍彼此。

这就是罗斯：精灵古怪、顽皮淘气、不同寻常，并总有出人意料之举（更别提她对心爱影片的热情了）。

罗斯喜欢这样真实的患有自闭症的自己，当然，她也一直在学习如何向他人呈现一个内敛、礼貌、自律的自己。

幼年时，罗斯就开始学习交往礼仪。她的父母很清楚自闭症人士在社交上会遇到怎样的困难。为了帮助罗斯更好地适应社会，自打她被确诊患有自闭症之日起，就开始教授罗斯社交技巧。

罗斯的父母对她要求极为严格，不会因为心疼孩子而降低标准，也从不接受把患有自闭症作为举止不当的合理借口。父母的做法影响了罗斯，她经常建议家长：对待自闭症儿童应当高标准、严要求，同时给予他们足够的支持与关爱。

罗斯形容患有自闭症的体验，就仿佛生活在几乎永不休止的焦虑与恐惧中。她喜欢将自闭症人士的体验与军人、警察和消防员的体验作比，这类职业人士需要接受专门的训练，学习如何镇定地面对恐慌，而自闭症人士"不会接受任何的训练，却要每天直面同等程度的恐慌"。

尤其被强迫社交时，他们的恐慌程度会达到顶点。罗斯可以在正式场合中面对公众自如地演讲，却不能轻松地应对私人交际，她无法预测和掌控别人的一言一行，感觉惴惴不安。罗斯这样评价自己："客套的东西，我学不来"。

有一次，我在一处酒店大堂碰到她，当时旁边有一群孩子在追逐打闹。一个小孩从咖啡桌上滑过去，差点儿撞到她身上。罗斯脸上浮现出一丝害怕的神情，"看到了吗？"她有些犹豫地说，"这就是我不喜欢孩子的原因。"的确，罗斯不会掩饰自己的真情实意。

除了厌恶社交之外，罗斯再无其他顾虑，因为她从不在乎别人是如何看待自己的。罗斯常说自己最棒的才能，即口语表达能力，也是自己最大的阻碍。意思是指，她在演说时的精彩表现会让人误以为她一定是个内心强大、处事从容、交际自如之人。

然而事实的真相是，她发觉自己难以应对这个嘈杂、混乱、失控，充满了莫名其妙的社会规则和各种意外的世界。与人交往时她需要时刻保持平静，一旦情绪反应强烈就很难与人交流，甚至想立即逃离。

当然她会寻找各种途径帮助自己平复情绪，比如玩蹦床。罗斯最喜欢玩蹦床，弹跳的感觉很放松又有趣。再比如，外出时她会与一名年轻的女士结伴，并美其名曰"看护人"。当她在陌生的情境中情绪反应过激时，看护人能给予有效的安抚与支持。

我曾经邀请罗斯参加在罗得岛州举办的一次会议，同时与会的还有女演员西格妮·韦弗，她将在影片《雪季过客》中扮演一位自闭症女士。身为主办方，我负责接待西格妮，为了帮助她更好地熟悉角色，我安排西格妮全程与罗斯待在一起。会议结束后，我邀请两位女士与其他嘉宾前往我的住处共享晚宴，正当一群人说说笑笑，谈论着后勤服务方面的话题时，罗斯唐突地打断了我们，"巴瑞，"她说，"我现在非常需要玩蹦床。"

玩蹦床？在寒冬傍晚的雪地上？哪里才能找到蹦床？正当我一筹莫展时，休女士（一位自闭症儿童的妈妈）站出来说："巴瑞，我儿子有一个蹦床，放在我家后院里。我们只要把雪铲掉就可以玩了。"

罗斯笑起来，就像刚过完圣诞节的孩子听说第二天还要继续过节一样开心。"现在就可以去吗？"

于是，在郊外的一个后院里，罗斯和西格妮·韦弗穿着厚厚的冬装，欢快地蹦跳，尽情地释放：罗斯做了两个小时的会议报告，恪守了一整天的言行，她累了，需要有时间做回自己，现在才是真正的罗斯时刻。（有感于此次经历，西格妮向《雪季过客》的导演马克·伊文思建议，增加了玩蹦床的情节。）

此番相聚中最欢乐的一刻莫过于罗斯教西格妮如何表演"自闭症"了。

西格妮：罗斯，我发觉当你非常兴奋时，会把双手举到头两旁，然后一边快速扇动着靠近耳朵，一边前前后后反复晃动身体。（西格妮说着便演示起来。）

罗斯：不完全，其实是这样（罗斯身体向右倾斜着做着同样的动作，边示范边纠正西格妮的模仿。）好多了，对，就是这样！

罗斯还喜欢花式溜冰和看电影。普罗维登斯会议后，我再次邀请罗斯前来讲演，她有些迟疑：不明白为什么我还要请她再讲一遍自己的故事，再者外出旅行让她感觉异常焦虑，而且参加会议时还要被迫与他人打交道（罗斯的看护人提供了极大的支持，帮助她尽快适应陌生的情境和地点）。我许诺，只要罗斯肯来，就带她去纽约市中央公园的沃尔曼溜冰场（她在一部喜爱的影片中见过这个地方）滑冰，她终于同意了。罗斯，这位在会场上以独特视角和深刻见解倾倒众多听众的女士，在溜冰场上却如欢快的少女一般，怀揣着精灵鼠小弟，纵情地旋转、滑行。后来罗斯还仿着斯图尔特的样子摆好姿势，在中央公园附近留了影。

那一次，罗斯、我和其他四个人还去了一家拥挤的意大利餐馆就餐。店主人带我们找到了餐馆中央的一处位置，即将入座时，罗斯焦急地摇着头说："不能坐在这儿。"

可周围再无多余的位置。这时罗斯用手指向餐馆尚未开放的一块区域，示意可否去那边就座，店主人同意了。罗斯选了一处面朝墙的位置，对着墙壁坐了下来。

"我讨厌四面都是声音，"她说，"而且不断走动的人群会让我感觉非常烦躁。"罗斯最难能可贵之处在于，她能敏锐地觉察到自己的需要和承受的极限，避免让自己陷入困境中。

另外，大多数人认为十分重要的事情，在她眼里不过是小事一桩，能不为所谓的"要事"牵绊真乃罗斯之幸。蹦床事件过了几年之后，我和罗斯再度重逢，我问她近来与西格妮·韦弗是否还保持联系。"有联系，"罗斯说，"她去年来伦敦时，我们还见过面。"

追问之下，罗斯接着说，西格妮邀请她参加"某部影片"的开幕式，她俩一起出席了红毯秀。将罗斯的表述、参加开幕式的时间和地点联系在一起之后，我意识到：罗斯和参演明星西格妮一起，出席了有史以来最卖座的电影《阿凡达》的首映式。

"哇，多棒的经历！"我说，"感觉如何？"

她坦率地回答："相当拥挤和嘈杂。"

罗斯还有一个特点：不会骗人。"学说谎对我而言太难了，"她说，"比如在我想要逃离某人的时候，连一句'很高兴遇到你'之类的客套话都说不出口。"

而且她天性顽皮。罗斯外出时经常带着自己喜爱的玩具，例如一盒子小玩意儿，当她玩性大发时，会将盒中的玩具随意送给他人。有一次，她在演讲中途打开了盒子，把其中的橡胶蜥蜴送给了现场的听众。还有，坐飞机时她会随身携带几面镜子，对准太阳反射光线，明亮的阳光晃得同行乘客睁不开眼。看着他们一脸恼怒的样子，罗斯开心地合不拢嘴。

　　我曾在罗斯报告结束之后询问观众对她的印象。一位母亲说，她对罗斯既爱又恨。她感激罗斯为之开启了一扇了解儿子世界的窗口，可罗斯口中自闭症人士的痛苦生活又让她心生恐惧。

　　我听懂了这位母亲的话，也理解她的感受，因为罗斯同样也给予了我旁人无法提供的启发和帮助。罗斯让我了解到自闭症人士身处的困境，看似"平安无事"的世界在他们眼中却充满危机，让人难以应对；也是在她的启发下，我读懂了一名还不会说话的 3 岁小孩眼中的含义：他被带到一个嘈杂、混乱的房间里，他的种种执拗和不配合，皆因为他感到恐惧。

　　罗斯明白自闭症人士身处的困境，也清楚他们惊慌失措或焦虑不安时家长和专业人员可以给予何种帮助，"不要总把手放在我身上，也不要对我讲太多的话，"她说，"请在场关注我，静静地支持我。"

迈克·约翰·卡莱："我们要明白自己的能力"

　　在迈克·约翰·卡莱 36 岁的时候，他 4 岁的儿子被诊断为阿斯伯格综合征。医生在告知其结果后，看着迈克说，"现在该谈谈你的问题了。"

　　短短几天之内，迈克也被诊断为阿斯伯格综合征。

　　他简直无法相信。活了 30 多个年头，他竟然没有意识到自己患有自闭症谱系障碍！迈克婚姻美满、事业有成，是一名出色的外交官，去过诸如波斯尼亚和伊拉克等热点地区斡旋争端，同时也是一位成功的剧作家、明星棒球手、优秀的吉他手和美国国家公共电台的地方主持人。

　　迈克根本不想接受这个结果，然而他越想越觉得自己的状态很符合诊断书上的描述。他总是感觉自己无法和他人建立友谊。之前他在一所传统的私立中学读书时，表现得极不合群，老师认为他有行为问题，甚至怀疑他有严重的心理疾病。后来迈克转到了一所办学思想灵活多元的特许学校，在那里他获得了自由的成长及充分的发展。

从学校走入社会后，各种令他费解的事情接踵而来。他不明白大家为什么爱闲聊，也从未搞懂如何与别人调情。如果有熟人询问他对某个事件（政治或新闻事件）的看法，他会细致周全地分析讲解，完全无视旁人的想法和感受。常有朋友因被冒犯而突然远离他，事后他却依然不知道自己哪里做错了。

一纸诊断解放了迈克，让他如释重负。他终于找到了困扰自己多年的问题真相！也由最初的震惊变成了坦然的接受乃至骄傲。

迈克逐渐调整了工作重心，将精力转向关注自闭症谱系障碍人士。2003 年，他成立了全球与区域性阿斯伯格综合征联合会（GRASP），并将其扩展为全美国最大的自闭症成人组织。迈克尤为关注青少年和成年患者，他认为这部分人群常被大众误解，需求也往往得不到满足。他出版了一部广受赞誉的著作 *Asperger's from the Inside Out*，希望自闭症谱系人士可以从这本半自传、半自助性质的书籍中受益。他还创建了一家公司——阿斯伯格综合征患者就业培训机构，负责培训大型企业的相关人员如何有效地管理已有或新进的自闭症员工。

迈克为人直率。2012 年，美国精神医学学会正考虑删除《精神障碍诊断与统计手册》中对阿斯伯格综合征的单独诊断，将其合并在自闭症谱系障碍之中（该修订现已通过并实施），迈克开诚布公地表达了自己的反对意见。他认为，这一改变将降低阿斯伯格综合征的诊断准确率，并且削弱公众对这个群体的理解。他还强烈支持阿斯伯格综合征人士应该在自身政策的制定中拥有一定的发言权。

迈克极富个人魅力。几年前，我邀请他参加某次学术研讨会并发言。初次见面，我就被他出众的表达能力、充沛的精力及高度的专注力所折服。如果不是看到了他在谈论某些事情时表现出来的那股兴奋劲儿，你可能猜不到迈克是一位自闭症谱系障碍人士。他语速很快，握手坚定，拥抱有力，交谈时靠在你身边，显得格外亲近。与迈克相处时你会被他深深吸引。

迈克带给我的震惊不只如此。他竟然曾是联合国的退役军人组织"老兵和平组织"的代表，这位阿斯伯格综合征人士在外交领域的表现也如此出色！人们通常认为外交官不仅应该掌握大量的社交常识，而且需要具备灵活多变的人际交往能力，比如把握与政要交际的分寸、拥有正确的立场、表述恰当且充分等，所以很难想象患有人际交往障碍的阿斯伯格综合征人士能够胜任此项工作。迈克解释说，外交礼节虽然要求繁杂而且严谨，可一经掌握只需恪守规则便能从容应对各种外交场合，在他看来非常简单，相比之下，缺乏章法且往往不按常理出牌的私人社交场合更让他头疼。

迈克的职业生涯无疑是成功的，这让他在思考孩子的未来发展时比其他家长多了一份乐观："我的生活经历使我坚信，被诊断为自闭症的孩子也可以拥有光明的未来。"换句话说，迈克用亲身经历，向被诊断患有自闭症谱系障碍但依然在自我实现的路途上努力奋斗的人士证明，他们的人生之途也可以鲜花遍布。

迈克除了做事认真严谨、为人勤奋好强之外，也相当幽默。有一次，我在迈克的度假小屋见到一把吉他，因为知道他擅长音律，便请之弹奏一曲。迈克端起吉他，手指滑动琴弦，一首布鲁斯小调流淌而出。"接下来你将听到一首 12 分钟长的蓝调，"他微笑着说，"别忘了我是一名阿斯伯格症患者，追求完整是我的特点，可不会在中途停止演奏哟。"

迈克还是一位尽职尽责的丈夫和父亲，也是两个儿子分属的两支棒球队的教练，无论扮演哪种角色他都努力做到最好，因为他决心做儿子的榜样，用实际行动引领他们积极对待人生。迈克认为，及时向孩子展现自闭症成年人士的甜美生活、幸福家庭和优秀的职业生涯非常重要，因为孩子们会逐渐意识到，他们成年之后也可以过同样美好的生活。

迈克还拥有非凡的洞察智慧。在他看来，影响自闭症人士的最为深远的因素不是自闭症本身，而是生活的真实经历。他尤为关注有严重心理健康问题的自闭症人士，认为是他们与周围人士之间的误解导致了问题的产生。当其他人尚在探讨自闭症本身的利害关系时，迈克已将视角转向自闭症人士的康复与治疗，并一针见血地指出，只要提供适当的支持，许多自闭症人士可以拥有健康的情感，过上富有成效的生活。

迈克凭借自身的渊博知识和聪明才智，积极向他人澄清外界对自闭症患者的误解。他向人们普及有关自闭症的知识，重点解释发展信任的人际关系对自闭症谱系障碍患者的重要性，并详细说明引起患者困扰的多种因素。他会特别描述自闭症人士的许多痛苦体验，这些感觉对发育健全的普通人来说可能既不讨厌也不难过。举例来说，某种普通人士可以忍耐的感觉，自闭症人士却无法忍受，如果强行要求忍耐，那无异于施予他们精神和肉体上的双重折磨。再比如，普通人士能够接受的音高音频，对某些自闭症人士而言完全无法适应，因为他们对特定的音高音频感觉非常敏感，高分贝的噪声甚至是欢呼声都会让他们痛苦不堪，如果这种影响一直持续下去，后果将不堪设想。迈克还会帮助那些缺少家庭支持的自闭症人士，他们往往处境艰难，生活充斥着焦虑、紧张与恐惧，许多人被迫走上酗酒和吸食毒品的道路。为此，GRASP 在许多城市设立了相应的支持团体，提供面对面或在线服务，帮助这部分人士渡过难关。

迈克常常与其他自闭症谱系障碍患者分享自己被确诊之后的心路历程：他是如何改变观念，从不愿相信诊断结果转为完全接纳的。原来迈克深刻地领悟到了一个道理：一个人生活得幸福与否并不取决于自身的特点，而在于他的想法和做法以及周围人对他的反应。

2012 年 11 月，迈克以自闭症患者代表的身份 [另一名受邀代表是阿里·奈曼，他是自闭症患者自我宣传网（Autistic Self Advocacy Network）的总裁]，受邀参加了美国众议院监管和政府改革委员会召开的一次历史听证会，探讨有关自闭症发病率快速增长的一系列问题。他用具有说服力的证据向国会指出，认为自闭症可以像其他疾病那样被治疗的想法是"没有任何医学根据"的，并进一步说明，"无论是否是自闭症谱系障碍患者，每一个人都需要成长，而成长的前提条件是，能够明了自身的能力所在，而非局限所在。"

斯蒂芬·肖："他们接纳了我"

从斯蒂芬·肖出生后的第 18 个月开始，他的生命开始变得不同：由一名发育正常的孩子成为自闭症儿童。他停止讲话、不再同父母对视、反复重击自己的头部，举止行为让人困惑不解。他似乎同外界隔离了，只是不停地自我刺激：摇摆、旋转、拍打自己。

在 20 世纪 60 年代初，像斯蒂芬这样的情况尚属罕见，父母足足打听了一年的时间，才找到一家有资质的评估机构。直到 1964 年，斯蒂芬才被确诊为自闭症，医生认为他"病"得太重，无法进行居家治疗，唯一的办法是去机构接受专业治疗。

斯蒂芬是幸运的，他的父母没有采纳医生的建议，而是本能地在家中对儿子进行干预。按照斯蒂芬的说法，他们当时的做法就是现今"家庭早期干预计划"的雏形，然而在那个时代，人们不理解这对父母的所作所为，认为他们极度固执、不听劝告。斯蒂芬的母亲决心把孩子再度拉回外部世界，她集中所有的时间，鼓励与陪伴斯蒂芬参与各种音乐活动、运动项目和感觉统合训练。父母最初希望斯蒂芬可以关注并模仿他们的行为，结果并不奏效，于是转而模仿孩子并成功地吸引了斯蒂芬的注意，为他将来融入社会打下了良好的基础。

"我的父母如实地接纳了我，这是最高明的抚养手段，"斯蒂芬（4 岁才开口讲话）说，"同时他们也意识到，前方有太多需要克服的阻碍。"

成年之后，斯蒂芬投入了全部的精力，帮助自闭症人士及其家庭克服困难、享受充实且有成效的生活。他取得了特殊教育学的博士学位，供职于艾德菲大学，撰写了数部书籍，提出了多项有关自闭症的政府政策建议，参加了联合国大会并讲话。他花费大把时间周游世界，在各地举办研讨班、报告会，提升家长和专业人士对自闭症的认识。他教授自闭症孩子学习钢琴，却不接收发育正常的普通孩子，因为他搞不懂普通孩子的思考和学习方式。

无论在工作还是生活中，斯蒂芬均展现出了令人惊讶的会谈能力，很难想象一位自闭症患者可以面对众多人士如此长时间地讲话。其实对斯蒂芬来说，现场会谈就像在表演长独白，这就是他的交谈方式。他曾骄傲地说，"只要我愿意，可以讲上好几天。"

斯蒂芬为人机智风趣，谈吐诙谐幽默，极富魅力。他是我遇到的自闭症谱系障碍人士中，最富有自我调侃精神的人。我们曾共同出席一场自闭症大会，会议休息期间我们相约外出散步，斯蒂芬边走边发现了一根木棍，他停下来，从地上捡起木棍，靠近眼睛仔细察看，而后咧开嘴笑着说："嘿，巴瑞，我给自己找到了一个相当有刺激性的玩具。"

谈及婚姻，斯蒂芬依旧不忘自嘲一番。还在学生时代，斯蒂芬便遇见了如今的妻子，当时她是一名来自中国的交换生，和斯蒂芬一样选修了学校的音乐课。家庭作业互查时，任课教师安排他俩一组，二人因此结缘，开始了进一步的交往。有一次，两人结伴去海边游玩，斯蒂芬的妻子主动表白了自己的心意：她牵起斯蒂芬的手，亲吻并紧紧抱住了他。你也许很好奇斯蒂芬当时的反应，他如此解释道："在我脑中有这样一则社交故事（社交故事是由我才华横溢的同事卡罗尔·格雷发明的一项技巧，用来帮助自闭症人士理解社交情境并做出恰当反应），大意是说，如果一位女士既亲吻你又拥抱你，同时还牢牢抓住你不放，那很可能说明她想成为你的女朋友。"故事还说，他的反应选项有"同意、拒绝、想想再说"。斯蒂芬接着调侃说，依循社交故事的指导，他选择了同意，不久后在 1990 年结婚。

对自己烙有自闭症印记的人生，斯蒂芬不仅想得透、看得开，更能泰然处之，所以遇到任何生活的难题，他总能做到轻描淡写，一笑而过。

　　除了幽默感，斯蒂芬身上还有一项其他自闭症人士不具备的特殊品质：非常镇定和平静。大多数自闭症人士焦虑不安时，斯蒂芬的表现却轻松自若、不疾不徐。无论在讲演、小型团体还是一对一的面谈中，他总是心平气定，体贴随和。

　　当然这并不意味着斯蒂芬摆脱了感觉失调的困扰，过上了普通人般平静轻松的生活。他恐惧西装革履式的穿戴，因为皮肤会感觉刺痛，让他苦不堪言；他的视觉特别敏感，所以要常戴一顶棒球帽来遮挡入眼的光线；提起童年的理发经历，他至今心有余悸，因为当时既无法向父母表达自己的不适也无法逃避；在大学教书时，他甚至整个学期都在反复识记、努力辨认学生，即便如此也时常不能将名字与人物对号入座。

　　幸而斯蒂芬找到了一个让自己感觉舒适的方法——航空旅行。对大多数自闭症人士而言，航空旅行的体验并不愉悦，尤其对孩子来说，客机的经济舱过于狭小拥挤，他们不仅无法自由活动，还要被迫与许多人近距离接触，飞行体验几近残酷。然而，甲之蜜糖，乙之砒霜。让许多自闭症人士备受折磨的飞行体验，在斯蒂芬的眼中是极其欢愉的放松和享受。斯蒂芬爱上了这种舒适的飞行体验，开始在世界各地频繁地旅行。

　　环球旅途中，斯蒂芬以自身经历和行动教育他人，不断向周围传递关于自闭症的亲身感悟。像斯蒂芬一样，很多自闭症成人在其生命历程中积攒了自己特有的心得体会，有着不同于他人的独到见解，比如，天宝·葛兰汀强调要依据自身的兴趣爱好规划未来的职业生涯；迈克·卡莱呼吁关注缺失家庭支持的人群的需求，并积极帮助企业等用人单位理解自闭症人士；而斯蒂芬认为每一位自闭症孩子都该享有知情权，家长和专业工作者需要在合适的时间以最恰当的方式告知孩子诊断的结果，向他们说明困扰的真相。

　　斯蒂芬的想法无疑受到了父母的影响。小时候，父母会仔细慎重地为他讲解即将面对的困难，正因为如此，他比其他自闭症孩子更了解自己。直到现在，斯蒂芬依然是我认识的自闭症人士中，最理解自身状况，也最懂得借助自身的经历劝服别人的一位。

在斯蒂芬的故事中，最值得敬佩和学习的人非其父母莫属。我由衷地赞美他们为斯蒂芬所做的一切：没有轻信专家的意见，不曾放弃对儿子的希望，依循自身的本能，用无与伦比的创造力及爱意浇灌孩子的成长。成年之后，斯蒂芬以父母为榜样，投身于帮助有类似困扰的家庭的行动中，他以自身为例告诫那些家长：请抛弃诊断标签，关注生命本身，因为每一个孩子都有无穷的发展潜力。

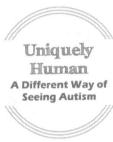

第 10 章

登高望远

抚养自闭症孩子并不是件轻松愉快的事。家长很容易被孩子（尤其是年幼的孩子）刻板化的行为打击，不知不觉中放大了孩子的不足却忽视了发展的潜力，进而对他们的成长失去了信心。如果孩子开始咿呀学语了，家长会担心有一天他们可能会拒绝讲话甚至失去语言能力。如果女儿不再遵循次序、丝毫不差地摆放毛绒玩具了，他们可能会担心她的改变能坚持多久。如果儿子现在喜欢和小朋友一起玩，他们会担心将来他还能对小伙伴儿感兴趣吗？类似的忧虑总在困扰家长，究其原因，不外乎是对孩子的成长感到焦虑，充斥着不确定感。

如果你对普通孩子的成长充满信心，相信他们可以自我完善、趋向成熟，那么也该对自闭症孩子的成长充满信心，因为自闭症孩子和普通孩子首先都是孩子，就如德娜·加斯纳，一位本身患有自闭症障碍的母亲说的那样："是先有孩子再有自闭症，而非先有自闭症再有孩子。"作为孩子，他们的生长发育过程是完全一样的，都有着巨大的生命潜力。另外，如果

孩子的成长速度不及他人也没有关系，因为生命本来就存在个体差异。

为了进一步说明自己的观点，我将与大家分享四则故事，它们来自四个不同的家庭。之所以选择这四个家庭，不是因为它们的表现突出或者具有代表性，而是因为我亲眼见证了这些家庭的孩子从蹒跚学步到长大成人的完整历程，非常了解他们，再者从这些年轻人及其家庭中我学到了太多的东西。希望大家也可以从这些故事中，找到如何克服挑战、实现飞跃的金钥匙，收获启发和感悟，理解爱之真谛，为自己的人生旅程增添一笔宝贵的财富。

兰德尔一家："给他双翅，便可飞翔"

安德鲁·兰德尔 3 岁时，外祖母建议父母带他去专业机构做一次全面的评估，因为她发觉外孙的状况有些不对劲。

事实上在安德鲁 20 个月大的时候，母亲简已经在他身上捕捉到了一些令人不安的苗头：他的语言能力开始下滑，似乎忘记了之前学会的部分词语，也不再学习新的词汇。简有些担忧，带他找儿科医生进行检查，结果是：没有发现什么异常。不久后，安德鲁两岁半的姐姐艾莉被确诊患有癫痫障碍。简和孩子的父亲鲍勃自然将全部注意力转移到了艾莉身上，安德鲁的事情被暂且搁置了。

简的疑虑却未被搁置，她总能感觉到安德鲁与其他孩子是不一样的，因为他极少与她眼光对视，也不会像同龄孩子那般用手指示物体或他人。简的母亲是一名小学教师，多年的教育经验提醒她外孙的情况不容乐观，她将自己的担忧告诉女儿，然而简并没有予以足够重视。

直到一则娱乐报道的出现。1988 年 12 月，简在观看娱乐节目《今夜娱乐》时，听到了一篇关于新影片《雨人》的报道。"这短短一则报道如同一记重拳打在我身上，感觉虽然痛楚，可头脑却十分清醒，"简回忆说，

"我即刻意识到：安德鲁很可能也是一个'雨人'。"

　　她带安德鲁找到了一位学校的心理专家，直截了当地询问：儿子是否患有自闭症？咨询的结果让简稍感安慰。专家认为，自闭症孩子无法像安德鲁那样能够与母亲之间形成如此强烈的依恋关系，因此安德鲁并未患有自闭症，仅是严重的语言发育迟滞而已。

　　简舒了一口气，可好景不长，安德鲁的状况变得越来越糟：他不再讲话，想吃东西时就把简或鲍勃拉到冰箱前；一旦脾气发作就不停地上蹦下跳，震得楼房咯咯作响，折腾不满一个小时不肯罢休（幸亏楼下的邻居十分友善，没有向警方投诉他们制造噪声）；有 9 个月的时间，他无法安稳入睡，时常惊醒，简只好在他床边摆放了一张沙发睡在上面，以便随时进行安抚。

　　这样的生活一直持续到安德鲁将近 5 岁时，简才终于下定决心，前往所在学区的特殊教育指导中心寻求帮助。中心人员为她推荐了一名心理学家教她如何更好地照料安德鲁。这位心理学家在听完简的叙述后心生疑惑，推测安德鲁不是单纯的语言发展迟滞。她仔细观察了安德鲁，结合已有的评估，最终得出结论：安德鲁患的是自闭症。

　　关于安德鲁的谜题终于解开了！回首往事，简不由感叹："之前，我像被关在一间伸手不见五指的暗房中，看不出安德鲁问题的真相，更别提有效地帮助他了。这一纸结论犹如一双奇妙的双手，推开了暗房封闭已久的门窗，温暖的阳光倾泻而进，照亮了掩藏的谜团，我的内心也随之亮堂起来。"

　　手持诊断结果，就仿佛拥有驱散迷雾的太阳，简看清了横亘在安德鲁人生旅途上的巨石，内心再度充满希望，迸发出新的动力。她开始阅读能够搜集到的一切有关自闭症的资料，寻找有相同际遇的家庭，加入了自闭症支持团体，并替安德鲁注册了一项全天候的特殊教育计划。

　　然而随着对自闭症认识的深入，她对安德鲁"痊愈"的希望却在一点点地消失。她很快明白了儿子的某些缺憾可能终生无法弥补，意识到他也许不能结婚生子，相比之下，安德鲁的父亲显得有些迟钝。有一次，简和鲍勃谈论起安德鲁的未来，简遗憾地说，女儿这一辈子可能不会成为一个姑妈。鲍勃根本就没有反应过来。简无奈地说："唉，我们仿佛身处不同的时空。"

20 世纪 90 年代左右，人们对自闭症的了解远不如现在普遍，媒体中也鲜有报道，亲朋好友们想当然地将安德鲁的种种表现归咎为父母教养的失败，包括简的父亲也把矛头指向了女儿。无论夫妻俩如何努力解释，依旧收效甚微，就连简主动帮助安德鲁澄清举止缘由的做法，也被他人视为溺爱"毁"子的例证。

无端的指责总会让人心生寒意，幸好还有一部分自闭症儿童家长的支持与陪伴，给予了简温暖的理解与鼓励。他们请她抱持对安德鲁应有的期望，劝告简：希望无处不在，切勿轻言放弃。

果真柳暗花明又一村：安德鲁虽然患有自闭症，却生性开朗惹人爱。他喜欢在楼房外的躺椅上拿大顶，开心地放声欢笑，快乐的气氛不仅感染了每一位在场的人士，也吸引了周边的许多孩子前来一探究竟。同楼的一个女孩特别喜欢他，每当见到安德鲁独自一人坐在公园或操场上，她便前去邀请他荡秋千或参加诸如丢手绢的游戏。安德鲁虽然不理解游戏规则，但他性格随和，总能顺利地融入小伙伴中。

为了帮助安德鲁进一步适应社会，简和鲍勃有意从小培养他接触各色各样的人和事。他们带他参加教堂活动；出入酒店及各种社交场合；经常鼓励他去一位姨妈或邻居家里过夜；并且鲍勃每周都会陪他去当地的基督教青年会练习游泳。夫妻二人全力以赴，坚持让安德鲁享有普通孩子该有的社交生活。

可想而知，安德鲁的社交生活定是困难重重，因为他要面对自身难以逾越的社交障碍。安德鲁几乎没有自发性语言，只能模仿别人的话语进行沟通。他最喜欢模仿的一句话是："我们彻夜打斗"，这是安德鲁在读苏斯博士的一本书时看到的。当他焦虑不安或者认为有人生气时，就会套用这句话。实际上安德鲁最常使用的交流方式仍是直接将别人拖拽到他想要的东西面前，或者希望去的地方，可是这种方式适合的场景和传达的信息都相当有限，所以当他外出购物或者去餐馆用餐时，常因无法自如地表达而恼怒地大发脾气。

当兰德尔一家还在安德鲁的社会化道路上矢志不渝地辛苦跋涉时，另一个更大的挑战降临了。安德鲁进入青春期后，生理心理上产生了一系列的变化，时常闹情绪。一旦脾气发作，就读学校（安德鲁在一所专门从事自闭症教育的学校上学）的工作人员就会强行束缚住安德鲁的四肢，甚至把他锁进软包的观察室中。这种做法极其违背人性，给孩子造成了严重的精神损害，致使他的头和双肩开始不由自主地快速抽动。学校曾尝试用行为疗法消除这些"问题行为"，结果无济于事；家庭治疗师则建议夫妻二人对安德鲁严加管教，要当面批评其错误，让他懂得服从。安德鲁被麻烦重重包围，失去了一切课外生活的机会。

他的许多做法开始变得异常，即使身处家中也无法控制自己的怒火。他对着房间的墙壁拳打脚踢，砸碎了汽车的挡风玻璃和家里的门窗。安德鲁非常愤怒、非常困惑而不知所措。

简和鲍勃曾经非常信任这所私立学校，因为它在业界拥有良好的口碑，然而在目睹儿子的种种改变后，简本能地产生了怀疑，认为学校的种种做法并不合理，对安德鲁而言弊大于利。为此简特意征求了一位特殊教育顾问的意见，专家肯定了简的感受并告诉她，"安德鲁的表现并非出于本意，他对自己的暴力行为也感觉恐慌。"

简恍然大悟。"那些认为是我们宠坏了安德鲁，建议对其严加管教的人们，他们错了，而且大错特错。安德鲁遭遇了非人的对待，受到了极大的伤害，这才是他失控的真正原因。"

夫妻二人坚持让安德鲁退学。在 12 岁的时候，安德鲁离开了那所给他带来巨大创伤的私立学校。简心中充满了愧疚和悔恨，更加严格地挑选下一所学校，最终敲定了位于马萨诸塞州东南部的南海岸教育协会。这是一所公立的特殊教育机构，不仅工作人员态度温和友善，为安德鲁提供了大量的支持与帮助，而且教师非常善解人意，乐于倾听家长的意见。有一次，简向老师建议可否为安德鲁增加一项朗读训练，因为她听说该训练对自闭症学生特别有效，安德鲁的老师毫不犹豫地答应了。果然在干预的第一天，安德鲁就开口朗读起来，这是 13 岁的他生平第一次朗读。

简对南海岸教育协会的人员充满感激："他们不只看见了安德鲁让人头疼的一面，也看到了他的才能、技巧和潜力。他们尊重安德鲁，把他当人看；他们也尊重我，真正视我为团队的一员。"

在南海岸教育协会接受教育的数年时光里，安德鲁获得了有效的辅导及干预，养成了热爱劳动的好习惯，他最喜欢做倒垃圾、洗衣服、打扫房间这些家务事，在忙忙碌碌中品尝到了劳动的幸福。转眼安德鲁已经 21 岁了，按照法律的规定，他不能再享受该机构提供的教育计划。考虑到儿子所取得的进步和未来的发展，简认为有必要让安德鲁继续参加某项教育计划。她调查了 10 项由国家资助的针对成年残障人士的教育计划，虽然均不甚满意，但还是为安德鲁签署了其中的一项。

结果却令人失望。签署计划的机构资金不足，人员、设备落后，无法为安德鲁提供良好的支持，也不能阻止安德鲁行为的倒退。简和鲍勃对该组织的希望一点点破灭了，他们撤出了这一教育计划，把安德鲁带回家中，由简全盘管理其生活，请技能教练教授他合适的工作行为和诸如购物、使用交通工具等日常生活技巧。功夫不负有心人，安德鲁 28 岁时，终于找到了一份在超市里回收购物车的工作。

对安德鲁一路的成长，父亲鲍勃看在眼里，喜在心田。他一度不愿承认家有自闭症儿童的事实，也无法想象自己的儿子不会玩棒球、不能开车甚至很可能无法组建家庭。然而"一旦将对安德鲁的不接纳抛诸脑后，完全接受他本来的样子，"鲍勃惊喜地发现，"我越发察觉到他的闪光点，看到了其巨大的生命潜力。我的想法发生了极大的改变，我以儿子为荣，为之深感骄傲。是的！这就是我的儿子！给他双翅，便可飞翔。"

安德鲁现在还是很少讲话，主要依靠手势动作（比如，和母亲额头碰额头）和喜欢使用的少量短语与人沟通：几年前，他开始称呼姐姐艾莉为"艾莉猫"，如今凡遇到有好感的女性，他都会称呼她们为"××猫"，即在名字后面加一个后缀词 – 猫；他把零食叫作"嚼起来咯吱咯吱响的星星"，这是他在看谷类食品"幸运护身符"的广告时听到的一个词；有时他向人道歉时会说"再也不让妈妈哎呦哎呦叫了"，简解释了这句话的来源：安德鲁进入青春期后，在之前的私立学校读书期间，常常无法控制地猛打猛踢。简每次见到儿子暴怒的样子总是忍不住心疼地喊叫。安德鲁认为是自己错误的举动让妈妈伤心了，所以当他感觉自己做错事时，就常用这一句话来表达歉意。

尽管安德鲁的沟通方式依旧狭窄刻板，休闲生活却是丰富多样。他每周都要打几场篮球，也常去观看波士顿棕熊队的冰球赛、到高尔夫练习场练球和参观动物园；他享受用沙子和涂料创造出抽象画作的过程，也热爱制作家装工艺品，他的许多作品颇具水准，曾在当地的艺术博览会上被展示过；他还喜欢玩些无伤大雅的恶作剧：有时会用瓶盖塞住辅导老师汽车的排气筒，而后坐回车中，好笑地观察老师的反应。

安德鲁慢慢地长大了，在他的影响下，简也发生了令人欣喜的转变。早年，她性情急躁，如果在超市听到小孩儿哭闹，会烦躁地皱起眉头，不满家长为何不第一时间管束自己的孩子。现在，简却很有耐心。"是安德鲁教会了我宽容和等待，"简感激地说，"告诉我凡事都有希望，事情总会变好。"

感谢安德鲁，他是一位值得尊敬的人。正如简所说的那样，无论安德鲁的自闭症程度多么严重，"他也不是自闭症人士，而是一个人，一个了不起的人。"

科雷亚一家："他让我明白了生活之道"

得知儿子迈特可能患有自闭症的消息后，凯茜·科雷亚最初的感觉是恐惧。

凯茜大学毕业后，曾在一家福利工厂任主管，职员中一部分是自闭症成人和其他发育障碍人士，他们的工作是拣选珠宝配件。朝夕共处中，凯茜听说了其中不少人士在各种机构的成长经历，所以当她得知儿子也是自闭症患者后，简直不敢想象他未来的生活状态。"当专家们把自闭症的字眼安在迈特身上时，我在想，'他们将要如何对待我的儿子？'这是我当时最真实的想法。"

凯茜有两个儿子，迈特排行第二。从迈特蹒跚学步起，凯茜就怀疑他在某方面有障碍：迈特很愿意讲话，能轻松地表达自己的需求，但对他人的问话却毫无反应；他没有自发性的语言，只会鹦鹉学舌般地重复听到的一切；有一次，迈特站在电视前挡住了哥哥观看的视线，可无论哥哥怎样示意，迈特都像未注意到般无动于衷。凯茜将她的疑虑告诉给了一位儿科医生，这位医生建议她不要过早下结论。所以直到迈特进入幼儿园后，在与其他孩子频繁的互动中，问题的真相才开始一点一滴地显露出来。

两个月后，幼儿园老师察觉到了迈特的异样，他们专门邀请凯茜和丈夫大卫参加了一场座谈会，详细地说明了迈特在幼儿园的表现：他几乎不与别的孩子一起玩耍，总是独自重复同样的游戏，焦虑时会不停地摆动双臂。老师的描述似乎在提醒夫妻俩一个事实，即他们的儿子患有自闭症。但是凯茜和大卫不以为然：他们的一位邻居有一个几岁大的自闭症儿子，这个男孩从不开口讲话，相比之下迈特简直是个话匣子，时常重复父母的言语，所以迈特怎么可能是自闭症孩子呢？

然而医生的诊断无情地推翻了夫妻二人的猜测，迈特被确诊患有广泛性发育障碍（这是当时用来指代自闭症谱系障碍的一个术语）。知晓结果后，凯茜和大卫的反应截然不同。大卫相信医生的评估是准确的，但他希望进一步观察迈特的发育程度后再制订干预计划；凯茜则立即采取行动，加入了多个自闭症儿童的家长团体和干预组织，尽可能多地搜寻信息、获取帮助。

凯茜在家长团体中体会到了理解与支持。她带迈特参加团体干预时，有时迈特因为不能有效交流而恼怒地抓挠凯茜和其他家长；如果他不愿意结束某次团体活动，会在房间大发脾气，不停地甩打和摇晃身体。对于迈特此般失控的行为，其他孩子的家长不仅没有斥责反而给予安慰，这让凯茜非常感动。除此之外，绝大多数的亲朋好友对待迈特的态度也相当友善。在家庭聚会中，迈特有时会用胳膊甩打或者用指甲抓挠堂兄妹们，这些行为似乎怀有敌意，可大家没有较真也从不生气，理由很简单：他们爱迈特。

迈特很幸运，周围有如此多的人士关心和爱护着他，尤其是迈特在一二年级时的老师崔西。当时崔西刚到迈特就读的公立学校任职不久，很受学生欢迎。她似乎有一种与生俱来的本领，能很快地吸引学生的注意，找到与之相处的最佳方式快速和他们打成一片。迈特刚入学时情绪很糟糕，整天哭泣，崔西会耐心地陪伴他，留心观察他的需求，并给予最及时的支持。有一次，迈特抱怨做了一场噩梦，心里很害怕。为了帮他尽快走出梦魇，崔西请迈特做导演，带领全班同学演出了这场梦境。

崔西对迈特的帮助，大卫铭记在心。他清楚地记得，崔西出现之前迈特是个封闭固锁、神情沮丧的孩子，直到遇见了崔西，迈特变得全然不同——话多了，也快乐了。大卫见证了儿子的成长与改变，内心感慨万千："迈特小时候总是郁郁寡欢，我也感觉很失意，日子过得很艰难，可他现在变得活泼开朗起来，我的生活也跟着变了模样。"

除了崔西，科雷亚一家还要感谢另一位老师的热心帮助。她教会了凯茜和大卫如何使用软毛刷刺激迈特的身体，缓解他的触觉和感觉统合失调问题。有时这种技巧好像对迈特很有效果。

另一方面，迈特在学业上遇到了很多困难，尤其在二年级以后，他的学习成绩越来越糟。老师们没有认真分析他特有的学习和思考方式，一味地用教授其他孩子的方法教授他，所以对他的学习问题毫无办法。和许多自闭症孩子一样，经过死记硬背，迈特的认读能力可以达到年级平均水平，然而他的理解能力却明显滞后。

每次听到老师强调儿子的不足（例如行为问题和学习困难）却不发掘他的长处时，凯茜总是很沮丧。她也不喜欢老师过度使用行为矫正策略奖赏或惩罚她的儿子，因为她发觉这种方法会让迈特产生压力，效果弊大于利。

她还发现了一件事。迈特被确诊后，凯茜一直在自学有关自闭症的知识。有一次她去旁听一场自闭症会议，在会议期间观看了一部影片，大致内容是说：哪怕极其微小的挫折都可能引发自闭症孩子的情绪失控或行为问题，如果老师处理方式不当的话，孩子的情况会雪上加霜。凯茜立刻联想到迈特近期的表现，他最近时常抽搐，并且反复用手指缠绕自己的头发，即使打结后也不住手，以致成团的头发被硬生生地揪了下来。"看完影片后，我意识到迈特的表现不全是他自己的问题，"凯茜说，"我错怪他了。"

几天后，凯茜约见了学校的心理专家，讲述了自己参加会议的心得。她建议学校调整迈特的日程安排，采取措施减缓迈特的压力并提高其自理能力。学校方面采纳了凯茜的意见，并一一照办了。迈特进入高中后生活得很快乐，毕业之后，凯茜安排他进入一家特殊教育联合机构继续学习，计划用 3 年的时间帮助他适应成年人的生活。

为了帮助迈特，凯茜刻苦钻研自闭症的知识，掌握了所有自认为对迈特的交流和自理能力有用的方法，然后不断地去伪存真，提升对自闭症的理解。大卫却反其道而行之，努力避免参加一切有关自闭症的讲座，也不阅读任何相关的书籍，用他的话说，"我连一小段涉及自闭症的文字都没读过，更别提一整本书了。"大卫之所以这样做，不是因为不愿意学习，而是他决意只关注儿子本身，不关注他的症状。"从一开始，我就只想凭借父亲的本能和迈特自然地相处。"

这样的相处越久，大卫越发现儿子是个相当讨人喜欢的年轻人：他坦率、纯真、诚实、有爱心。他对时间、钟表、日历和体育运动（尤其是那些计时项目，例如足球）的热情感染了身边的每一位人。这个曾经焦虑、沮丧的幼儿园小朋友如今长成了一位平静、随和、在某种程度上能够独立生活的年轻人。不久前，凯茜陪伴他参加了先前学校一位管理人员的追悼会，"迈特在人群中热情地打着招呼，同朋友握手寒暄，看上去棒极了。"

迈特在许多方面都很自立。他可以独自一人去赛百味快餐店点选三明治的配料并付款。他牢牢记住了当地超市中各种货物的摆放位置，想买什么东西就能立刻找到。在家里，他会把自己的用品整理得井井有条；参与制定每日的食谱；明确表达自己的喜好；如果凯茜购买了一件他并不赞同购买的商品，他会表明自己的态度。他还能熟练使用计算机，而且是家庭大小事务的忠实监督员。

当然他依旧有许多克服不了的阻碍，不过这些阻碍已经不像从前那般难以逾越了。例如，看到献血活动的广告时他还是会焦虑，和别人交谈时也仍然过于关心自己感兴趣的话题。迈特似乎也意识到了自己的不足，但必须说明的一点是，其中的某些不足其实并不真实存在，只是迈特的想象罢了。比如，他拒绝学习汽车驾驶，认为自己缺乏这方面的能力，可事实是他的方向感却出奇的好，而且也懂得很多有关汽车的知识。"我们从来没有限制他的任何发展，只是迈特好像知道自己能做什么，不能做什么。"

迈特了解自己的不足，但他是否明白这些不足背后真正的原因以及自闭症对自己的影响，就另当别论了。在迈特读高中的最后一年，科雷亚夫妇听说他的老师打算召开一场以自闭症为主题的班级讨论会。出于保护迈特的目的，他们商量了很多对策，最终决定让他退出此次讨论会。之前，凯茜向迈特解释过为什么他不能像哥哥那样乘校车上学，为什么他认为很难做到的事别人却可以轻松地完成，却没有明确地告诉他"你患有自闭症"。迈特的老师认为，迈特需要认识到自己是一名自闭症患者，因为最起码在将来就业或面对其他情况时，他清楚身为自闭症人士应该享有哪些权益。可科雷亚夫妇认为，一旦迈特知道了自己的诊断结果，极可能会认为自己"是"自闭症而不是自己"患有"自闭症，区别在于"人不是症状"，大卫说。"与我们交往的是站在我们面前的人，而不是你贴在他身上的标签。"

凯西时不时地一有机会就与迈特讨论他患有自闭症这件事。她会尽量准确客观地做出解释，让他明白为什么有时他需要在别人的辅助下才能顺利地生活。迈特总是听一小会儿，然后很快把话题转移到自己感兴趣的方面，比如他在一家花店打零工的事，他认真地摆货架、清理卫生，用自己的劳动赢得了同事的钦佩和敬意。

目前迈特对于未来似乎并没有长远的打算，他不想独自生活，科雷亚夫妇也不急于让他离开。他们喜欢让迈特留在家里，而且迈特也很享受与亲朋好友在一起的愉快时光。

科雷亚夫妇之所以愿意留迈特在家里住，是因为凯茜之前与发育障碍人士共事时，发现那些工作最为出色的人士无一例外都与家人生活在一起，这给她留下了非常深刻的印象。直到现在，她和大卫还在为他们允许迈特留在家里的做法庆幸不已。

"迈特教会了我很多东西，"大卫解释说，从迈特那里他学会了善良、诚实与热情，"更重要的是，他还让我明白了生活之道。"

多明戈一家："我们必须遵循自己内心的感觉"

在儿子尼克 4 岁大的时候，发生了一件让鲍勃·多明戈至今想起依旧痛苦万分的事。当时尼克已经能讲话了，只是偶尔一言不发，有时还不愿与人对话。鲍勃和妻子芭芭拉向一位言语病理专家寻求帮助，这位医生建议他们抓住一切可能的机会强迫尼克开口说话。一天下午，机会到了：尼克走到了鲍勃身边，牵着手把他领到了冰箱旁。

"你想要什么，尼克？"鲍勃问。

尼克没有说话，拉起鲍勃的手指了指冰箱门。

"你想要什么？"想到医生的叮嘱，鲍勃又问了一遍。

尼克努力从嘴里挤出了一个词："门。"

鲍勃完全明白儿子的意思：他想要一杯果汁。可是为了矫正儿子的问题，他坚持让尼克说给他听，结果尼克只是咕噜了一声。

鲍勃举着一盒牛奶问："你想要牛奶？"

尼克又咕噜了一声，摇了摇头。

鲍勃又举起了一罐泡菜："你想要泡菜？"

尼克沮丧极了，他皱着眉头，神情落寞地走到厨房的一个角落里，坐下，然后悄悄地哭了起来。

几十年过去了，回忆起当时儿子遭受委屈的样子，鲍勃和芭芭拉还是很心疼。"他明显在和我交流啊！我为什么非要求他开口讲话呢？"鲍勃非常懊悔。"我完全没有必要这样做呀！"

芭芭拉说这件事情着实给他们上了一课，教训非常深刻：家长要相信自己的直觉。"我们是家长，最了解自己的孩子，如果我们感觉这样做对孩子有好处，那就一定有好处，"她补充说，"我们必须遵循自己内心的感受。"

凭着对直觉的信任，他们走过了30多年的风风雨雨，克服了数不清的苦难、挫折，也获得了无数的惊喜。

而这一切都始于尼克不足两周岁的时候。尼克在三个孩子中排行老二，在他不满两岁那年，家里人发现他似乎有听力问题。叫他名字时他毫无反应，突然间拍手或者锅碗瓢盆的撞击声也不能引起他的注意，可奇怪的是只要妈妈在厨房里一喊"吃冰棍儿喽！"，他立马会屁颠屁颠地跑过去。

他还总是将玩具排成一列，时常上下拍打着胳膊，并且无缘无故地烦躁、尖叫。有一次，他甚至把姐姐贝瑟妮的肩膀咬出了血。

两岁半的时候，尼克被确诊患有自闭症。多明戈夫妇根本不了解自闭症，他们的第一反应是既难过又担忧。不过也许是芭芭拉有一个盲人兄弟、鲍勃有一个患有发育迟缓的姐妹的缘故，没过多久他们便调整好了情绪。芭芭拉立即着手阅读所有涉及自闭症主题的文章和书籍，甚至打电话给作者和专家，缠着他们问个不停。后来，夫妻俩通过我在普罗维登斯市布拉德利儿童医院设立的一个项目，找到了方便提供帮助的专业人士，并和其他自闭症孩子的家长取得了联系。

尼克开始接受大量的教育和干预，尽管如此，他当时的情况还是不容乐观。他一直不能用自己的语言与人交流，时常感觉很沮丧，用抓挠父母来发泄情绪，甚至抓伤过鲍勃的右眼角膜。他还喜欢四处乱走，有一次芭芭拉趁他看动画片的时候离开了房间，等她回来时却发现尼克不见了。她搜遍了房中所有的角落也找不到尼克的踪影，正当她一筹莫展时，脑海中突然闪现出一个可怕的念头：尼克会不会去附近的湖边了？他会不会掉进水里了？芭芭拉转身慌张地跑出门外，果然在湖边找到了尼克。幸好没有发生意外！原来尼克从家里出来后一路朝着湖边走去，在将要入水时被一位陌生人拉了回来。担心尼克再出意外，这位好心人索性留在原地陪伴他。

因为没有自己的语言，尼克那时主要通过模仿别人的话语来交谈。他时不时会蹦出一两句出人意料、含义精妙的话，可姐姐贝瑟妮在认真分析当时的语境之后，总能发现他不过是在模仿电视节目中的对白罢了。

多明戈夫妇想了很多办法开发和培养儿子的能力。鲍勃很早之前发现欢乐愉快的氛围能促进对尼克的干预效果，而后又了解到体育活动可以平静尼克的情绪，于是他决定把二者结合起来设计一款适合儿子的游戏活动，并取名为"木头人"。游戏的规则很简单：孩子们可以在房间里肆意奔跑，但当鲍勃喊"停"时，他们要立即站住，一动也不能动。另外鲍勃还常与尼克玩挠痒痒的游戏，因为他发现那时儿子与他互动的意愿更强烈。总之，鲍勃会利用这些机会增强父子之间的感情，并教给尼克许多新本领。

转眼尼克该上小学了。为了让儿子享受到最好的教育服务，多明戈夫妇决定从福尔里弗市搬到马萨诸塞州的斯旺西市居住。他们帮尼克选择了当地的一所天主教学校，因为夫妻二人以前都在天主教学校学习过，所以认为自己的孩子理所应当要去天主教学校上学。尼克就读的学校里残障孩子的数量并不多。考虑到尼克的特殊需要，老师特意将小型新生见面会的举办场地挪到了教室里，如此一来，当尼克嫌见面会吵闹时就可以戴着耳机躲到一旁听音乐了。

总体来说，尼克的小学生活过得磕磕绊绊，只不过在某些学科上的表现相当拔尖，尤其是数学方面很有天赋，所以班里的同学常向他请教数学问题。升入初中后，尼克偶尔会被坏小子欺负，有一次他在洗手间对一个坏小子说，"嘴巴放老实点！"这个学生跑到校长那儿狠狠地告了一状，说尼克威胁他。其实尼克根本没有报复的想法，只是模仿而已。鲍勃向尼克解释了其中的是非曲直，告诉他说，"尼克，我们了解你，但是其他人并不了解你。有时你的话会让那些人认为你想要打他们。"

尼克还很迷恋玩电子游戏。小学二年级时，他在一篇作文里写道，"如果可以，我真想活在电子游戏的世界里。我最爱玩任天堂游戏了。"在他大约 8 岁的时候，芭芭拉留意到他习惯将两只手交叉起来举到眼前，她不明白尼克为什么要这样做，尼克解释说他正在搭建迷宫，"智能生物们"（他想象出来的角色）可以穿越这些迷宫进入他的大脑中。芭芭拉认为，"虽然尼克的举动看上去很怪异，但他清楚自己在做什么，也明白为什么要这样做。如果我们矫正了他的行为，也就扼杀了他的创造力。"

在尼克读八年级那年，一场灾难毫无预兆地降临到了多明戈一家。那天全家外出庆祝小儿子南森的生日，晚餐结束后他们驱车回家，路过一个十字路口时，一辆卡车越过红灯朝着他们乘坐的白色丰田卡罗拉轿车直冲而来……姐姐贝瑟妮的大脑在车祸中受到了重创，而这一切发生在距离她16岁生日仅剩两个星期的时候！贝瑟妮在医院和康复中心足足治疗了近一年的时间，但还是留下了严重的残疾，虽说活了下来却腿脚瘫痪，几乎不能讲话。

尼克虽然侥幸逃过了一关，却受到了强烈的刺激，在贝瑟妮康复期间，他的能力出现了倒退。对尼克来说姐姐是最重要的人，他给上帝写了一封信，请求他保佑贝瑟妮。"上帝，谢谢你给了我一个这么好的姐姐，她总是那么爱我、体谅我。如果在这个世界上我只能拥有一位亲人，我会选我的姐姐贝瑟妮。"

这场事故给尼克带来了难以消除的心理阴影。他变得恐惧驾车，一旦坐进车里开动引擎，脑中立刻会浮现出车祸时的惨痛景象，然后不由自主地心跳加速，极度恐慌。鲍勃多希望有一天尼克能自己驾驶汽车，如今却不得不放弃这美好的愿望。

尼克也有一个愿望，并且一直坚持未曾放弃，那就是成为一名电子游戏设计师，亲手制作游戏。他进入到一所大学的计算机游戏编程和设计专业学习，选修了该领域中三个不同方向的专业课程，努力实现着做一位专业人士的目标。为了方便入校学习，他提前研究了公交系统，选择好适当的交通工具，并记住了相应的出行时刻表和路线图，做足了上下学的准备。尼克第一次上学时，鲍勃开着车偷偷跟在巴士后面，紧张地注视着儿子的一举一动，生怕他一不小心转错了车。

　　尼克独自一人在房间时，鲍勃和芭芭拉也总会不放心地按时过去看望一眼。有时他们看到尼克在一丝不苟地排列物品或者一圈圈地来回踱步，便提醒他应该先做家庭作业，可尼克固执地说他就是在做家庭作业。"当时他的确在做作业，他正在思考怎样做，"鲍勃如今解释说，"他用来回踱步和排列物品的方式进行思考，这不是问题行为。"

　　等到学业结束时，尼克掌握的很多游戏设计的知识也已经过时了（游戏技术更新换代的速度太快了），再加上他对最新流行的三维游戏根本不感冒，便慢慢失去了制作游戏的兴趣。

　　毕业后的尼克没有选择独自生活，而是依旧与家人生活在一起。如今的他已经从之前那个好动、不专心的小孩子成长为一个和气、体贴、低调、敏感的成年人了。空闲时他会去影院兼职售票并检票，他执拗、不知变通的个性非常符合岗位的要求。有一次，一位顾客没有提前出示自己的身份信息就想进入放映厅观看限制级的影片，尼克拦住了他并坚持要验证信息后才能放行。事后尼克的表现得到了影院方面的高度赞赏，原来这个顾客是一位高管假冒的，他想用这种方式实地考察员工的工作状态。

　　近期，芭芭拉在她领导的非营利性组织自闭症社区资源中心帮尼克找了一份会计的工作。尼克本来就是一个认真细致、遵规守则之人，所以很适合这项工作。逐渐地，他喜欢上了这项工作，并打算去考取会计师从业执照。

　　芭芭拉一直记得之前与一位自闭症孩子的家长接触时的情景。那时尼克刚被诊断为自闭症，面对这突如其来的打击，芭芭拉有些茫然无措。有好心人给了她一个自闭症患者支持团体的热线号码，她拨通了号码，向电话那头的女士倾诉自己的心情。芭芭拉记得那位女士如此劝慰她：

　　"我的孩子也是一名自闭症儿童，刚开始的时候我也不知道该怎么做，可现在他已经顺利地长到 8 岁了。放宽心，慢慢来，你能行的。"

这位女士的观点与当前芭芭拉和自闭症社区资源中心（为新英格兰南部的自闭症儿童的家长提供服务）其他家长同事正在倡导的理念有些相似。芭芭拉他们认为：家长们应该活在当下，做到心怀未来却不受其羁绊，一步一个脚印地过好每一天。当然，这也是多明戈一家的生活态度。

谈及将来，尼克自有一套打算。不久前他对芭芭拉说，等她和鲍勃上了年纪后就由他来照顾姐姐，因为姐姐过去也常照顾他。尽管尼克的打算正式实施起来有些难度（照顾贝瑟妮是一件很麻烦的事，尼克不一定能胜任），不过他能有这样的想法芭芭拉就已经很满足了。

"我当时想，'太棒了，尼克能帮我和鲍勃分担未来了，'"芭芭拉说，"一步步来，日子总会好的。"

卡尼亚一家："我们必须亲自上阵帮助孩子克服困难"

玛丽亚·特蕾莎和布莱恩特·卡尼亚时不时会翻看他们之前拍摄的一次家庭聚会的录像。当时儿子贾斯汀只有两岁大，手持一根小木棍，在镜头里旁若无人地四处乱走，即使父母大声呼唤也毫不理会。

朋友们，你们能想象到这位孤僻、沉默的小男孩儿如今竟变成了一位外向、热情、幽默，喜欢教授孩子画画的成功艺术家了吗？

贾斯汀的转变很大程度上要归功于卡尼亚夫妇的付出与努力。如果不是他们全盘接纳了儿子特立独行的个性，鼓励他如实地表现自己，甚至在必要时不惜花费人力、物力全方位地支持他，贾斯汀就不可能过上如此富有成效的生活。

贾斯汀是卡尼亚夫妇的第二个儿子。他在两岁前一直发育正常，之后很快丧失了大部分的语言能力，也不与他人互动，似乎和外界隔离了。"这一切发生得太突然了，"玛丽亚·特蕾莎回忆说，"我们没有任何准备，眼睁睁地看着孩子的能力退回到了起点。"

卡尼亚夫妇带贾斯汀去医院做检查，医生说孩子没有自闭症，而是患有广泛性发育障碍。如今提起这次诊断，玛丽亚·特蕾莎仍旧忍不住抱怨："这真是在帮倒忙。我整整花了一年的时间才弄清楚，二者根本是一回事儿。"

这次诊断后不久，他们来到波士顿爱默生学院的办公室里找到了我，希望我能给贾斯汀再做一次评估。我仔细观察了这个男孩儿的一举一动，发现他虽然不怎么回应别人，可是有好奇心、机灵，对感兴趣的事情很专注。我明确地告诉卡尼亚夫妇，据我的观察与判断，贾斯汀的确患有自闭症，同时也拥有着巨大的发展潜力，假如他们能高标准地要求孩子并给予适当的支持，贾斯汀的未来将不可限量。过后，布莱恩特将我的这番话总结为九字治疗方针："高标准、严要求、多支持"。

在卡尼亚夫妇定居比利时（因为布莱恩特的工作需要，全家人迁往比利时居住。）期间，当地还没有建立针对自闭症儿童及其家庭的援助计划，贾斯汀就读的国际学校也不提供相关的支持。资源的匮乏和服务的缺失令玛丽亚·特蕾莎的失望与孤独感与日俱增，她一度沮丧地认为儿子可能永远也学不会讲话了。

既然外界不能提供服务，那就自己帮助自己。布莱恩特有一手绘画的好本领，凭借这份才能他创作了许多故事板，并制成影像放给贾斯汀看，用这种方式教授他一些基本的生活技能比如如厕和躲避危险等。令人惊喜的是，贾斯汀很快掌握了这些技巧。"那时我就意识到了一件事，"布莱恩特说，"贾斯汀非常聪慧、有灵气，只要我们能找到适合他的学习方法，他立即就能抓到知识要点、心领神会。"

卡尼亚夫妇也意识到，仅凭自己的力量不足以完全帮助儿子，贾斯汀需要更多、更全面的支持。既然欧洲国家的服务不到位，他们便举家迁往相关资源丰富且服务配套的美国。他们在罗得岛州附近定居了下来，满怀期待地把贾斯汀送往当地一所提供自闭症儿童干预项目的公立学校就读，可结果却令卡尼亚夫妇大失所望：入学的几年里贾斯汀一直游离在班集体外，教师们并没有真正视他为班中的一分子；而且被指派来辅助贾斯汀课堂活动的教师助理也不能密切地关注他，让人很怀疑这位助理是否具备从业资质。

这次失败的求学经历让卡尼亚夫妇深刻地认识到：只有全心全意关注孩子的人，才能最大程度帮助孩子。"我想帮贾斯汀寻找到真正有助益性的专业人士。我不要求他们具备怎样的受教育程度和专业背景，"玛丽亚·特蕾莎说，"只要他们富有热情并且相信孩子，能从孩子的兴趣点出发教育孩子，就足够了。"

卡尼亚夫妇在普罗维登斯市的公立学校里找不到这样的人，失望之余他们决定再次搬迁，继续寻找优质的教育资源。这一次，他们在新泽西州的蒙特克莱尔市安顿下来，找到了当地一所坚持接收残障儿童并提供支持服务的学校，在这里贾斯汀的天性得到了彻底地解放和激发：他变得幽默爱笑、学习责任心很强、喜欢逗家长和老师开心而且热爱家人。他自小就喜欢与人拥抱，现在更是如此。

贾斯汀也很有艺术天赋，小时候的他尚未学会讲话就已经能够提笔作画了。随着时间的推移，他非凡的艺术能力显露无遗。他可以安静地待上好几个小时专心地画喜爱的卡通角色（他最喜欢芝麻街、迪士尼和兔八哥这些动画节目里的卡通角色），而且早先最感兴趣的话题几乎都是围绕所描绘的卡通人物。提及儿子与生俱来的艺术才能，玛丽亚·特蕾莎颇感骄傲也十分看重，她不希望儿子这份已经崭露头角的能力最终只沦为他的兴趣爱好，于是多方打听名师，开始积极地培养贾斯汀。"若是为自己而麻烦别人，我肯定会感到不好意思，"她说，"可若为了贾斯汀，一切都无所谓了。"

她成功地为儿子寻觅到了一位优秀的艺术导师蒂妮丝·梅卢奇，蒂妮丝将贾斯汀（当时仅 10 岁大小）的绘画兴趣从简单地临摹卡通角色扩展到人物风景画素描（详见第7章）。玛丽亚还聘请到了积极热忱、认真负责的多位社会技能训练师、职能治疗师等，帮助贾斯汀激发各方面的潜能。

"家长把孩子送去学校后往往会想，'在学校的帮助下，总有一天孩子能学会自己处理自己的问题，"玛丽亚说，"这种想法是错误的。孩子的改变需要家长的参与及配合，你要尽你所能地去帮助他，首先帮他确立一个要克服或达成的目标，然后亲自上阵辅助他完成目标。"

贾斯汀的高中生活过得比较顺利，学校给予了他足够的支持，并配备了一位教师助理辅助其在校生活。他还参加了一项支持高中生向成年生活过渡的创新项目，该项目囊括了蒙特克莱尔高中里所有登记在册的特殊孩子，帮助他们学习如何购物、乘坐公共交通工具，安排他们参加工作实习，并且以工作坊的形式训练孩子们的社会技巧，教授他们如何参与工作面试及处理同事关系。⊖

项目进行期间，贾斯汀仔细考虑了自己日后的生活来源，决定以出售作品和教别人绘画谋生。20出头的他得到了纽约里科·马雷斯卡画廊方面的赏识，后者帮他卖掉了不少画作，并赞助他举办了自己的个人作品展。他还自愿以艺术教师的身份走进教室，帮助典型发展的孩子和自闭症孩子练习画画。尽管贾斯汀很想从事与艺术相关的职业，但艺术品市场是出了名的不稳定，等他年满21岁退出该项目时，还没有找到一份安稳的工作。

可这一切没有动摇贾斯汀想要独立生活的决心。虽然仍和家人生活在一起，但贾斯汀认为自己已经是一名20多岁的成年人了，应该自给自足，所以外出时（不超出纽约市区）他通常会谢绝别人的乘车邀请，选择步行或搭乘公共交通工具。

卡尼亚夫妇也很关注儿子的就业问题，他们知道贾斯汀在社交方面有

⊖ 2011年12月17日，《纽约时报》题为"Autistic and Seeking a Place in an Adult World"的文章，记录了该项目及贾斯汀的参与情况。

缺陷，所以起初只盼望他能谋求到一份不需要与人交际的工作。未曾料想，接连在多家面包店工作后，贾斯汀似乎摸索到了如何与顾客打交道的诀窍，干起活儿来得心应手。更令人欣喜的是，他在教育领域的表现也相当优秀，不仅教导蒙特克莱尔市的小学生学习绘画，还在纽约市的一所学校为自闭症儿童提供服务。闲暇时他会帮人装饰生日蛋糕或者在孩子的生日派对上给客人画像，赚些零花钱。很快，贾斯汀开始应邀出席各种大会并发言，他的出现经常让与会人员十分兴奋，掀起一股不小的波澜。如果碰到一些不喜欢的提问，他也毫不掩饰自己的情绪，直接脱口而出，"下一个问题！"

卡尼亚夫妇说，贾斯汀的个性非常讨人喜欢，如果人们在上述场合中遇到他，大多数会被他牢牢吸引。他热情洋溢又极富个人魅力，喜欢哼唱迪士尼动画中的歌曲，常说一些别出心裁的话与人打趣。如果他发觉某人很讨厌，就会嚷嚷"必须把这个人从心里抹去。"有一次，玛丽亚问起他对未来婚姻生活的打算，贾斯汀回答说，他不想结婚，"因为结婚太麻烦。"

看到人们如此着迷于有社交障碍的儿子，布莱恩特感觉很讽刺。"我们逐渐意识到贾斯汀真正的强项在于人际交往的技能，"布莱恩特说，"而这恰恰是我一直在努力帮他弥补的缺陷。"

就在外界不停地为贾斯汀加油喝彩，鼓励他尽快融入普通人的世界时，卡尼亚夫妇却筹划着如何帮儿子减负，让他在家中好好享受属于自己的生活。他们想出了很多办法，包括支持他独处、玩电脑、听音乐，允许他"自言自语"、没完没了地复述电影对白甚至是脑海中浮现出的只言片语。有时玛丽亚·特蕾莎在厨房忙碌时，会听到楼上突然传来响亮的尖叫声，那是贾斯汀在与自己脑中的景象玩闹，对此她已是见怪不怪了。

因为她和布莱恩特都知道这就是自闭症人士的生活方式。布莱恩特曾试过用各种途径影响儿子，希望他可以像普通人那样生活：他带贾斯汀参加各种社交场合，培养他与人交往的习惯；安排他与发育完全的同龄孩子接触，为他营造出模仿普通人行为方式的好环境。然而时间证明布莱恩特的努力似乎既无效也无用，意图改变贾斯汀生活方式的做法是行不通的。

　　尤其在目睹贾斯汀与一位自闭症少女的合作之后，卡尼亚夫妇愈发坚定了要尊重儿子生活方式的想法。这位少女名叫丹尼·鲍曼，她在洛杉矶创建了一家独立的小型动画公司，想邀请 22 岁的贾斯汀为她制作故事板。卡尼亚夫妇陪同贾斯汀来到洛杉矶，他们此行的目的之一本是引导贾斯汀和丹尼彼此间的交流和联系，却很快发现这两位年轻的自闭症艺术家沟通顺畅、合作愉快，他们有自己的相处方式，根本不需要别人帮忙。贾斯汀和丹尼意气相投，最终达成了协议。

　　回想起之前那个旁若无人般四处游走、冷漠孤僻的小贾斯汀，再看看如今这个充满热情活力和自信的贾斯汀，卡尼亚夫妇不禁百感交集。

　　"只要仔细观察，你就会发现贾斯汀与众不同，"父亲说，"但他的成功恰恰是因为自己的这些特点，而不是因为他矫正了这些特点。"

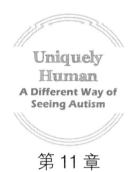

第 11 章

精神力量

　　有时候，问题本身就是一种启示。不久前，在休养中心举办的家长聚会上，我遇到了一位年轻的母亲辛西娅。她当时坐在我身旁，示意性地拍了拍我的胳膊后与我轻声攀谈起来。辛西娅是一位新晋的自闭症孩子的家长（她两岁半的儿子最近刚被诊断为自闭症。）又是第一次参加聚会，所以起初不免有些好奇和谨慎。然而两天的讨论过后，她完全敞开了自我，与其他自闭症儿童的家长打成了一片。这些家长大多经验老到，拥有几年甚至几十年的养育经验，从他们身上辛西娅了解到许多不曾接触过的事情。有些家长讲述了孩子刻板的兴趣及特殊的爱好；有些家长分析了与学校管理人员之间的种种矛盾；有一位母亲满怀感激地诉说了帮 19 岁的孩子寻找合适的寄宿学校的经历；还有一位母亲开诚布公地提出，想要在工作与照顾孩子之间达成平衡非常困难。

　　聚会即将结束前，辛西娅扭头小声对我说："普瑞桑博士，我想请教您一个问题。"原来，一次很偶然的机会，她遇到了一家公司，该公司宣称拥有一种特殊的治疗方法，可以通过网络在线的形式"治愈"自闭症儿童，所以极力邀请她试一试。辛西娅有些犹豫，想听听我的意见。

她补充说，公司出示了部分家长的感谢信，证明有些孩子在短短几周或几个月的时间内状况就发生了明显的好转，而且治疗费用也不太高，大概只需要一千美元。辛西娅问我："普瑞桑博士，您是怎么看的？"

我想起许多家长向我询问过类似的问题："如果钱不是问题，您也无须考虑我们当前的工作和住所，仅从最利于孩子的角度出发，您认为我们搬到哪里居住更好？"这些家长坚信世界上存在一处自闭症患者疗愈的"圣地"，在那里，孩子们可以得到来自教育者、医生或者治疗师的最周全的服务，在强有力的支持下，一步步摆脱自闭症的困扰。

他们问我，这个地方在哪儿？我们应该去吗？

答案是：根本没有这样的"圣地"。也根本没有知晓全部谜题或能让自闭症儿童变得"正常"，让家长彻底和自闭症说再见的所谓专家、诊所或者治疗方法。

没人会去责备辛西娅。作为孩子的母亲，她想给儿子最舒适的生活，哪怕只有一丝治愈的希望都愿意尝试，所以即使选择治疗方法时有些盲目，人们也能体谅她的初衷。人们同样也不会责备任何一对自闭症孩子的父母，他们不过是希望孩子能够接受最好的干预和服务。自闭症孩子的家长和普通孩子的家长一样，期盼孩子能够幸福快乐地长大，充实地生活，实现最大的潜能，获得朋友的肯定与尊重。总之，家长想把最好的都给予孩子。可是一旦孩子患有自闭症，家长原本对孩子的关注点便发生了改变，在面对孩子的成长困扰和患有自闭症的困扰时，很容易混淆那些真正重要的东西。

治愈的问题

有些方法将"治愈"自闭症作为明确追求的目标，认为自闭症人士可以像癌症痊愈者或心脏病康复者那般自我攻克。当然这一观点存有争议。2013 年的一项研究发现，长期以来，只有极少部分的儿童能够摆脱《精神障碍诊断与统计手册》中对自闭症症状的界定，同时指出，没有哪一种方法可以预测和解释哪些孩子因何种原因得以痊愈。

在这里，痊愈被界定为"自闭症症状"减少到不足以确诊的程度。然而，即使是那些拥有充盈人生的最成功的自闭症谱系障碍人士（天宝·葛兰汀、斯蒂芬·肖、迈克·约翰·卡莱等），在享受成功的职业生涯、活跃的社交生活，甚至组建家庭、生育孩子的同时，也并不认为自己已经痊愈。也有部分自认为痊愈的人士直到后来才发现自己所患的不是自闭症而是阿斯伯格综合征。还有许多自闭症人士，包括那些没有明显症状，看起来很"正常"的人士，讨厌谈论痊愈与否的问题，因为他们已经把自闭症视为自身的标志，是构成完整自我的不可分割的一部分。

无论是否符合自闭症的诊断标准，人们都可以享受高品质的生活。正如一位被确诊的少年在第一次同父母谈论自闭症时所言那般："我爱我的自闭症。"

姑且将"痊愈"的可能性放置一边，但凡家长把痊愈当作孩子治疗中唯一追求的目标以及衡量疗效有无的标准，尤其是在此基础上又重点关注孩子"自闭症行为"的种类和数量是否减少时，他们无一例外会背负上情感和经济的双重重担，而且孩子也会体验到紧张与焦虑。另外，研究表明，自闭症的治愈非常罕见，如果有专家声称自闭症是很可能被治愈的，无论基于何种目的（特别是为了谋取私利），他们都违反了本行业中的职业伦理守则。

其实，自闭症人士是否拥有较高的自我效能感，或者能否享有高品质的生活，和他们"痊愈"（有人简称为"有长足进步"或"克服障碍"）与否并没有密切的关联。

如果家长的双眼紧盯着"治愈"不放，肯定会遗漏孩子生命旅程中许多重要的成长时刻，就像眼里只有目的地的司机那样，不免将错过沿途的美景。

　　相反，我观察到许多家长很在意孩子取得的哪怕极其微小的成就或进步，而且从中收获到了巨大的快乐。准确地说，这是家长关注孩子成长过程的结果。我们通常认为，聚沙成塔、集腋成裘。孩子成长过程中每一个微小的进步终将汇聚成一股强大的力量，帮我们参悟生命的真相，切切实实地提升生活的品质。

　　希拉是我遇到的人中对此拥有最深切体会的一位。她有一个 10 岁大小的可爱的儿子，名叫帕布洛。帕布洛很容易焦虑并且感觉异常敏感，虽然能够说话，却时常因为各种身心不适而半途中止讲话，甚至不能完整地讲完一句话。多年来，希拉尝试了数套替代性的饮食方案和其他各种疗法，期待改变帕布洛，帮他从自闭症的困扰中解脱出来，然而事与愿违，收效甚微。希拉感到非常绝望。直到有一天，她来到家长休养中心，在与那些有着相同境遇的家长们促膝长谈、倾听他们分享各自的挫折与收获后，突然有所顿悟，开始用一种全新的眼光重新审视自己之前的付出。

　　希拉眼含泪水，激动地分享着自己的领悟："我不停地努力医治帕布洛，却直到此刻方才明白，他的心灵是如此健全，他的感受是如此快乐。"她声音颤抖地补充说，"我们当然要尽最大的力量帮助孩子们生活得更为舒适和幸福，但不要忘记，他们是真正心灵健全的人，也是能够医治我们心灵的医生。"

不同的家庭，不同的期盼

　　每个家庭抚养孩子的方式不同，他们的关注点也不同。我曾在实践学习期拜访过两个不同的家庭，并为他们提供了长达数天的居家咨询服务。在每个家庭中，都有一个不足 3 岁、近期刚被诊断患有自闭症的孩子，而我的任务是确认诊断结果，然后与家长一起交流对孩子未来的看法，以及目前可以采取的干预措施。

在第一个家庭中，共同商讨完诊断结果后，父亲问我："您认为他将来能上大学吗？"可见他最关注的是儿子能否取得学业上的成功。

在第二个家庭中，最初我们讨论的内容与第一个家庭的几乎一模一样，随后话题一变，母亲问我："我们想知道，我们的女儿会幸福吗？她能交到朋友吗？他们会喜欢她吗？她会得到别人的尊重吗？"

即便两个家庭拥有共同的诊断结果和治疗背景，也依然有着各自不同的关注点。

我的朋友芭芭拉·多明戈（见第 10 章）曾经赠予我一幅画，我非常珍惜，把它挂在了办公室里。这是一幅超现实主义的画作，画中的男子正站在一条绷紧的绳索上，朝着阳光普照的远方走去。因为绳索的一端固定在他身后，另一端握在他手中，所以看起来仿佛再往前迈一小步，他便会坠入茫茫迷雾之中。芭芭拉说，她认为画中的男子代表着刚收到孩子被确诊消息的家庭：家长们意识到，他们马上就要开始一段前途未卜的漫漫征程，在这条从未有人走过的路上，每踏出一步都要经过深思熟虑。

的确，这段旅程中的每一处都充满着未知与不确定性。哪怕家长认为前方路途安稳，感觉自己正迈步走在坚实的土地上，意外也会随时发生：钟爱的治疗师离开了；学校的干预计划不适合孩子；孩子进入了青春期。之后，家长们不得不再度回到走钢丝的状态。

继续沿用走钢丝的比喻：当你正一边保持平衡一边摸索着前进时，耳边很快就会充满各式各样的建议、指导之声，吵吵嚷嚷地扰人心神。

"在这里右转！"

"在这里左转！"

"现在翻两个跟头！"

家长如果过于在乎别人的意见，不断地怀疑当初是不是帮孩子做出了最正确的选择，那无异于将自己置于慢性压力的包围之中。其实大多数情况下，不存在所谓明确的答案或者必然的选择。有的专家认为，自闭症儿童至少要接受每周 40 个小时的治疗；有的家长可能信誓旦旦地说，某种治疗方法对她的孩子有奇效，相信奇迹也一定会发生在你的孩子身上；有人信奉全纳教育；有人依赖私立学校；有人认为，一日三餐中的无麸质食物是必不可少的。这些立场各异、态度坚定的观点往往让家长认为，如果一招不慎（或者漏出一招）则全盘皆输。

如此一来，家长难免犯嘀咕：我追寻的目标究竟是什么？我要遵从何种指引？我该对孩子怀有怎样的期待？怎样才能做出有利于他们的正确的选择？显然，他们已经迷失在各色纷杂的观点中，看不清未来目标，以及何去何从。

可我相信，对于以上问题，每个家庭都有自身最感兴趣的方面，每位家长也都能得出最适合自己的解答。

捕捉改变的细微信号，转变看问题的视角

人们对未来感到焦虑是很正常的事情。曾经有一位 5 岁男孩儿的母亲告诉我，她最近感觉很紧张，时常在半夜惊醒，思考着等儿子长到 15 岁时他们会遇到怎样的困难；有家长说，他们命令自己不能陷入对未来的忧虑和想象中；也有不少家长担心，如果孩子在某种能力发展的关键期，如 3 岁、5 岁或 7 岁时还没有达到相当的能力水平，恐怕今后也不能获得足够的水平，因为有人听专家讲过，如果孩子在 5 岁时还不怎么讲话，之后也很难开口讲话；还有些家长听说，孩子的智商水平或学业成就将影响他今后的生活幸福度（不符合事实）。

家长很着急，希望能帮孩子实现大的飞跃，但是这种可能性非常渺小。

我接触过许多家长，他们的孩子在小时候并不会讲话。这些家长听说孩子若在 5 岁时还不开口讲话，就极可能永远不会讲话了（这种观点并不属实，因为发展不会在某个时期终止，而将一直贯穿生命始终），因此非常渴望孩子能够在 5 岁之前尽快获得语言能力。如果这一目标没有实现，他们会非常沮丧，感觉热情燃尽，希望破灭。再者，家长如果过于关注某个特定的目标，凡事以达成该目标为准绳，也很容易忽视孩子的长处、进步，甚至孩子本身。

所以，家长需要转变视角。孩子不会讲话并不意味着没有交流的意愿：他们可能会主动看向家长，或者挥动着小手比画个不停。这说明他们已经具备对社会交往的初步兴趣了，想要尝试与他人交流，可不幸的是，家长通常只关注怎样让孩子开口讲话，却忽视了孩子发出的改变的细微信号。当一个孩子牵着妈妈的手，把她领到冰箱前时，她并非像有些人认为的那样仅"将人当作工具使用"，而是有意识地与人沟通，是社交改变的开始。这些微小的变化通常与家长期待的重大突破一样有价值，既表明了孩子所取得的进步，也强化了家长对孩子未来成长的希望。

此外，家长也可以多与那些有相同境遇的人交流，学习换个角度看问题。在家长休养中心，一位 3 岁孩子的母亲遇到了一位经历过相同困扰的父亲。这位父亲向她讲述了自己的故事，给她提供了一个参考和反思的视角，因为这位父亲的女儿虽说已经是一个成年人了，却仍然不会讲话，只能靠图片交流系统与人沟通。身为父母，他们没有因此悲观绝望，反而始终怀着积极乐观的心态，给予孩子足够多的爱与包容，所以他的女儿生活得非常快乐与满足。

埃米尔是一位几乎没有语言能力的年轻人，靠向当地的商店提供亲手烘焙的饼干来养活自己。在他还是一个少年时，父母从未想过他会像现在这样做着自己喜欢的工作，享受着美好的生活。他目标明确，有自己的朋友圈，以这份工作为荣，还很自信。他的父母说很难想象家里如果没有他会是怎样的一番景象。

　　埃米尔的故事提醒我们，不要忘记生命永远处在动态的变化与发展之中，我们的关注点也会不断地改变，那些当前看似至关重要的事情，几年过后就会变得无足轻重。

是关注幸福与自我感受，还是关注学业成就

　　学校该如何培养孩子，引导他们将来做更成功的人士，过更有品质的生活？这是家长非常感兴趣并一直追问的问题。我的观点是，首先要培养孩子良好的自我表达能力和健康的人际关系，增加他们的幸福感和积极的情感体验，其次是提高他们的自我意识和情绪调节能力。

　　积极的情绪体验可以激发你的学习兴趣与好奇心，增强你与人交往的意愿，促使你寻求更丰富的人生体验，换言之，它可以提升你的生活品质。而幸福的感受可以提升你的魅力，提高你的人际吸引力。在观看孩子们游戏时，你可以明显地察觉到，孩子们喜欢与快乐、友善、充满活力的孩子玩耍，却避免与焦虑不安、暴躁易怒或沉默寡言的孩子接近。可见，幸福是一种天然的人际吸引力。

　　与此相对的是，学业成就是造成孩子紧张感与压力的重要来源。即便如此，许多家长、教育工作者和治疗师仍然认为，让孩子们获得学业成就要比让其体验到幸福更为重要。我曾经听过一场激烈的争辩，一方认为让孩子们拥有幸福感是非常重要的，另一方则持不同的观点。后者认为，对自闭症孩子而言，获得技能远比体验幸福来得重要得多。也就是说，在他们看来，家长应该关注和评测孩子的技能，而不是他们的幸福感。

　　这种观点不仅容易误导他人，也遗漏了极为重要的一点事实，即儿童（其他人也是如此）只有在幸福快乐的状态下才更乐意学习，效果也更好。处于持续的压力状态下，我们的理解力会变差，记忆效率会降低；反之，在积极的情绪状态下，我们的学习会更加深入，也更富成效。

我总会遇见许多态度强硬的教育工作者，他们缺少整体判断的能力，只片面强调学业的重要性。这些教育工作者通常受相关部门的管辖，而这些部门需要遵照政策办事。按照政策规定，学业表现是判定学生好坏的唯一标准。这条标准就像一圈绳索勒在每个孩子的脖颈上。因为不想窒息，一部分孩子选择逃离，有的拒绝学习，有的则索性不去上学。另一部分孩子则在压力之中继续学习，产生了焦虑、紧张等许多难以摆脱的负性情绪。所以，对教育工作者来说，与其狭隘地计较孩子的学业得失和思索建立标准化课程体系的问题，不如放宽视角转而关注根本的全人教育问题，调整教育体系本身，给孩子提供一个能培养幸福感、提升能力和发展兴趣的丰富的教育环境。这才是提升孩子生活品质的有效途径。

自我决定的重要性

基督城是新西兰的大城市之一，那里风景如画，景色宜人。我曾有幸出席在当地举办的一次研讨会。按照风俗，会务组邀请了毛利族人的部分代表，在开幕式当天前来主持一个小型的祈祷仪式。我抵达拥挤的会议大厅后，在组织者的引荐下，认识了一位身材魁梧、手持雕刻木棒的毛利长者，他邀请我参加即将开始的简短仪式，我深感荣幸并欣然接受了。仪式从参与者的相互问候开始，人们排成一条直线与他人以鼻碰鼻、以额触额。这种问候的方式被称作"碰鼻礼"，毛利人认为它象征着彼此间的灵神相通。

在我即将开始报告时，那位毛利长者走到我身边，弯下腰来，靠近我的耳朵轻声说："我想请你向在座的各位转达一句话：心理成长的前提是要振奋精神。"

听到这些话后，我感觉全身一震。寥寥几句话浓缩了我对如何帮助自闭症人士生活这一问题的基本看法：帮助他们实现充实、有意义人生的最好途径，就是找到与之共处的方式，关注他们的自我感受，让他们感觉愉快。

我们必须振奋精神。每年我都会遇到一些自闭症人士，他们当时的精神状态给我留下了深刻的印象：他非常有精神；她是一个很有活力的孩子；他们是如此无拘无束。很显然，这些人富有吸引力，和他们相处非常愉快。还有一些自闭症人士看起来毫无生气、消极被动、心不在焉，因此我们说，他的精神受到了打击，或者我们要帮他打起精神。

排除先天的遗传因素后，我们认为，有些人之所以更有精神，是因为他们拥有对自己生活的发言权与选择权。这并不是指他们能够完全独立地生活（独立生活对一部分人而言是可行的，对另一部分人而言暂且不可行），而是指他们拥有自我决定的能力，也就是能意识到自己是谁，想要什么，而且在某种程度上可以自己生活。他们安排着自己的生活，不需要听从别人的指示。

有些家长只有在孩子即将长大成人或是需要自己做出重要选择（可供选择的项目有时很有限）时，才开始考虑培养他们的自我决定能力。其实家长应该尽早，甚至在学前教育时期就开始关注这个话题。当抚养、教育自闭症孩子以及为他们提供支持服务时，我们应该始终问自己"该怎样做才能真正地帮助他们具备自我决定的能力？怎样做才能让他们过上充实有意义的生活？"所以只要有可能，让孩子们自己做出选择，而不是替代他们或强迫他们按照我们的意愿行事。我们的目标并不是去医治孩子或者让他变得"正常"，而是帮他获得自我决定的能力，自己掌控自己的生活。

杰西曾经是一个功能严重失调的孩子。进入中学后，他获得了一个收发信件和组织废品回收的机会。在工作中，他逐步具备了自我决定的能力。

奈德以前几乎没有自我决定的能力，即使非常讨厌一位治疗师，也不会开口拒绝。如今我们俩在一起的时候，他不允许我说"做得好"这个词，这说明他的自我决定能力正在成形。

西蒙很害怕坐渡轮。当有人告诉他可以自己决定是否乘船，不需要强装勇敢时，也是在给他一个学习如何进行自我决定的机会。

罗斯选择玩完蹦床后才去吃晚餐。她用这样的方式告诉自己，她是一名成年人，完全了解自己的想法，可以自己安排自己的生活。

无论作为家长、教师还是周边人士，在给予自闭症人士更多的选择机会，鼓励他们做出自己的选择时，我们不仅在助其心理成长，也在振奋他们的精神。

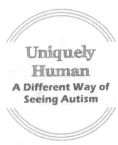

第 12 章

重要问题

　　不久前，我去迪拜举办关于自闭症的工作坊，很多家长和专业人员从中东甚至从尼日利亚飞过来听讲座。从表面上看，这一次的听众完全不像我在美国、欧洲或者澳大利亚所遇到的样子，其中的很多女性裹着长袍，还有一些戴着传统的面纱。但是，他们所提的问题同别的地方几乎完全一样，与中国、新西兰、以色列等地方的家长、老师、治疗师们所提的问题没有什么两样。他们问：为什么孩子会转圈、摇晃身体？我应该让孩子长时间玩 iPad 吗？我的孩子难道永远不说话？我班上的一个女孩从来不和别人交往，我应该怎么办？我的一个学生总是咬自己的手，我怎么来制止他？全世界所有的家长都想找到最好的办法，教育工作者都在寻求答案，所有的专业人员都在寻求最新最好的信息和技术。下面我把自己常常遇到的一些问题的答案写下来，希望对大家有所帮助。

如何辨别高功能和低功能自闭症以及阿斯伯格综合征

艾利克大约两岁半的时候可以组装复杂的拼图，他的这种能力超过大多数四岁的孩子，但是他却不会说话，他与人沟通主要靠手势，艾利克是高功能还是低功能?

8 岁的阿曼达上小学四年级，功课很好。但是，在课堂上如果没有教师助理来帮她，当她变得高度焦虑的时候，她就会冲出教室，甚至跑出学校。阿曼达是高功能还是低功能?

多米尼克 15 岁，不会说话，沟通的时候使用语音生成器。他在学校里每天半天在特教班，半天在普通班。他的同学和老师都很喜爱他，也愿意跟他交往，而他自己也喜欢在操场上遇到的很多朋友。他是高功能还是低功能?

尽管这些术语已经司空见惯，但我选择不使用它们。作为一个学者，我长期研究儿童和人类发展，十分清楚这些分类框架是如何流于简单化。确定无疑的是，人是很复杂的，而发展是多维度的，类似高功能、低功能这样的两极切分是作用有限的。

除此之外，这类术语非常模糊，因此缺少明确意义。高功能、低功能还有重度自闭、轻度自闭等等，已经变成自闭症诊断的虚假分类，缺少公认的清晰定义，也没有相应的诊断标准。最新公布的《精神障碍诊断与统计手册》(DSM-5) 引发了很大争论，因为它放弃了自闭症谱系障碍的所有分类，而这样一来，阿斯伯格综合征也不再作为一个独立的诊断。而在之前很长一段时间内，学界曾经持续地争论阿斯伯格综合征和高功能自闭症是相同还是不同，就是因为缺少清楚界定的分类边界。

我经常发现，用低功能、高功能自闭症这类术语根本不准确，而且具有误导性。如果把它们用到我认识的儿童或者成年人身上，根本就不合适，而且会是对他们的不尊重。当爸爸妈妈们听说他们的孩子是低功能的，他们会听到关于他们孩子能力和潜质的极具局限性的、碎片式的看法，而那个整体的儿童却完全被忽视了。即使把一个孩子称作高功能的，父母也常常会指出孩子持续性地遭遇各种严重的障碍，而老师和其他人员常常会尽量否认或淡化。

如果专业人员在孩子的早期发展阶段就使用这类名称，实际上就会不公正地确定了孩子的发展潜力：如果是低功能，不要有高的期望；如果是高功能，孩子会发展得不错，因而不需要提供支持。这样一来，名称就会变成自我实现的预言。然而，有些孩子在年幼时表现出较大的障碍（因此需要更多的支持），有可能在长大后取得很好的发展和进步。有些孩子后期发展可能会加速，而所有人的发展都是持续终生的。所以，与其纠结于一些含混、定义不清的名词术语，不如关注孩子的相对优势和障碍，并确保找到最为有力的支持。

听说自闭症儿童干预的机会窗口过了 5 岁就会关闭，此后一切都太晚了

简单地说：不对。很多家长听别的家长或者某个治疗师这样说，或者从某个网站看到：密集的干预要尽早开始，因为机会窗口一过，改进就没有可能了。还有的家长被告知，如果孩子 5 岁之前没有接受某种特定形式的治疗，发展的机会就永远失去了。这会让家长感到愧疚，因为他们没有在特定年龄给孩子提供某些人推荐的密集干预治疗，因此自责自己耽误了孩子一生。

真实的情况是：没有任何证据表明干预的机会窗口在 5 岁会关闭。研究的确表明：对自闭症儿童的及早干预可以预测较好的结果。但是，却不可以因此就简单地推断，如果你不及早开始，孩子就没有希望或希望很小。很多家长注意到，孩子在 8～13 岁之间甚至之后会出现明显的发展和进步。

确实，在人的一生发展中，有一些关键时期，例如，如果幼年时没有接触到某种语言，那么长大后再来学这种语言会困难很多倍。但是，在很多其他领域，发展的确是一个终生持续的过程，要通过不断地积累来增长能力和技巧。对自闭症人士是这样，对我们所有人也是这样。

我强烈建议：及早开始，找到一个协调良好的全方位的干预计划，这个计划要适合家庭的生活方式和文化。但是很多家长告诉我，他们所得到的建议让他们忧心忡忡，害怕失去"关键期的窗口"，于是他们花费大量的金钱和时间用于并不适合孩子的干预治疗。有很多家长遵循着某种很僵化的干预计划，给家庭生活带来很大压力和不便，但是，出于焦虑和恐惧，他们没有别的选择。这样做完全不值得。而这样做不仅会给家长带来压力，也会给孩子带来压力。有一次，在我们的家长聚会中，有位妈妈说起她习惯性地每天深夜浏览互联网至凌晨三点，不间断地为她 4 岁的孩子寻找自闭症治疗的新突破性发展，而她自己没有意识到这样一种习惯对于她的家庭和婚姻具有致命的影响。

研究表明，作为一个指导性的框架，对于大多数年幼儿童来说，最恰当的干预水平是：每周 25 个小时主动性的干预活动，以社会沟通和学习为中心。这 25 个小时，可以是有计划的日常生活常规的有机组成部分，其中包括孩子的刷牙或者跟着妈妈下厨房，而并不一定都是由专业人士提供的治疗。此外，再增加更多的一对一专业干预，并不一定会带来更多的益处。

有些自闭症人士显得多动，还有的人则显得嗜睡，这应该如何解释

自闭症被称作谱系障碍，因为自闭症人士的能力和障碍呈光谱式分布，没有两个人的表现是完全相同的。有的看上去总是活蹦乱跳、无法安静，而另一些则显得动作缓慢、无精打采。

这种现象就是（生理）唤醒偏差。我们所有的人每天的生理唤醒状态都是在不同的状态之间波动，著名的儿科专家贝利·布拉泽顿对婴儿"生物行为"状态的描述对所有的人类都适用。"生物行为"状态最低的一端是深度睡眠和瞌睡，高的一端是警觉、焦虑甚至是兴奋和躁动。

我们平日里的唤醒状态总会偏向某一端。很多自闭症人士的困难在于，他们的状态或者偏向太低或者偏向太高，也就是说，他们或者是超低唤醒或者是超高唤醒。当环境和任务需要安静状态时，自闭症儿童可能极度兴奋；而有关情境要求活跃状态时，有些儿童会昏昏沉沉，不能专注。让事情更糟糕的是，有些儿童会在一个小时内从高唤醒状态转到低唤醒状态。

自闭症人士往往难以适应不同唤起状态之间的转换。幼儿园的自闭症儿童在操场上处于高度唤醒状态是没有问题的，但是他们不能马上转入小组上课时需要的安静而意识清醒的状态。干预的目标是提供合适的支持，帮助儿童充分利用他的唤醒状态，更多地从事合适的活动。

与自闭症儿童一道工作或生活，需要特别关注他们的唤醒偏向。这在触觉、听觉、视觉、嗅觉多个感觉通道都有表现。一个低唤醒而少活动的孩子，可能听不到轻微的声响，因而难以对这个声响集中注意。一个高唤醒而多动的孩子，可能会对一个平常的声音十分敏感，会用双手捂住耳朵，或者皮肤上的轻微擦伤也会引发难以忍受的痛苦。怎样帮助唤醒程度过高或过低的儿童呢？通常情况下，孩子需要周围的成人对他的自然偏向进行补偿。如果孩子是昏沉少动的，我们就该充满活力地对待他；如果孩子高度焦虑、躁动不安，我们就该安静地对待他。总之，最好的方法不是设法改变儿童，而是改变我们自己的做法，从而提供最有效的支持和帮助。

为了帮助自闭症儿童，我能做的最重要的一件事是什么

根据我的经验，家长和教育工作者能为自闭症孩子做得最好的一件事

是：带孩子走进真实生活的世界，当然一定要有适当的支持。不仅限于自闭症儿童，对所有的孩子而言，真相只有一个：进步最快的儿童，潜能实现最充分的儿童，就是那些生活经历广泛而多样的儿童。

有些青少年自闭症人士的家长非常成功地应对了日常生活的各种挑战，他们无一例外地都会同意我的观点：在他们的孩子身上，产生最重大积极影响的事情是，他们总是千方百计带孩子走出家门，尽量避免过度保护，努力让孩子进入主流的社会生活。通过这样的努力，这些家长让孩子置身于实际生活的挑战面前，提供机会让他们学习各种应对的技巧，以便能够进行良好的自我调节。谁都不愿意在游乐场因为人多、声音嘈杂而当众体验自己的孩子情绪发作的尴尬；没有家长愿意看到，在飞机上自己的孩子拒绝入座所带来的难堪。但是，如果你拒绝让孩子去经历所有这些沟沟坎坎，把孩子保护起来，你就是剥夺了他社会和情绪发展的学习机会。

自闭症孩子可能害怕到人多嘈杂的餐厅去就餐，也可能拒绝乘坐公园里的旋转木马，但是，在成人的正确引导和适当支持下，他试着做了这些事，就会成为非常宝贵的学习体验。第二次要去的时候，家长会说："记得上次吗？开头你很害怕，但是后来你做得很棒。"如果孩子从来没有机会去尝试，他怎么会取得进步？如果孩子尝试了新的经验但是发现他不能完成，那也没有关系。下一次还可以继续试。

讨人喜欢的孩子有可能患自闭症吗

自闭症人士对身体接触和情感交流表现出多样性的行为反应，很多儿童会体验到感觉过敏，因此身体接触让他们难以忍受，所以他们会尽力躲避任何接触，看上去完全拒绝社会性交流。另一些孩子具有很强的身体接触欲望，他们渴望拥抱和偎依，尤其是对父母。实际上，很多这种类型的孩子必须学会不去拥抱陌生人，例如快递员。还有的孩子喜欢与人握手，以及诸如此类的情感交流。

对有些孩子来说，关键的问题是自主控制感。如果是孩子发起的拥抱，他会很喜欢；如果是别人发起（不论那个人是谁，动机是什么），而孩子没有思想准备，就可能引起焦虑。所以一定要关注：当事人特定的刺激敏感性、自我调节状态、情绪感受以及个人的偏好。最为重要的是，我们必须明白，儿童拒绝拥抱，并不等于缺少情感依恋和社会联结的愿望，一定不能做这样的错误推论。

孩子在公共场所表现出怪异行为的时候，周围人的眼光让人很难堪，这时怎么办

几乎每个自闭症孩子的家人都会不时面临这个实际问题，专业人员和其他照料者也会以不同的方式面对这种经历。自闭症孩子会在超市里大哭大闹；对邻居的发型大声地评论；粗暴地撞人而不道歉；或者学校集会时在大礼堂里上蹿下跳。这时，家长会很疑惑：我应该对大家做解释吗？我应该说什么呢？我必须把孩子的诊断公之于众吗，这样做是不是犯了错误？等等。家长在当时可能会体验到各种情绪如潮水一般涌动：羞愧、茫然、故意敌对、愤恨、伤心不已等。有些家长会很自然地对人做解释，长篇大论地教育别人；而另一些家长会相当地保守隐私，三缄其口，或者不觉得对别人分享有什么实际的用处。

有一位充满活力和创造性的母亲告诉我，她开发了一个四级策略来应对这种尴尬情况，她会根据对方跟孩子、家庭的关系远近以及今后是否会常常见面等情况做出不同的解释。

○ 第四级：对方是陌生人，反应负面。对方的目光或者话语明显地表现出敌意，或者更多的情况下是隐忍或隐藏敌意。这时，可以有理

由推测孩子或者家长没问题，问题主要在对方的反应。因此，没有必要做任何事。

○ 第三级：对方似乎认识，可能是邻居，有可能还会遇到，所以最好提供一个简单、中性的解释："我的小孩有自闭症，所以他才会这样做。"

○ 第二级：对方是熟人和朋友，但是并不属于家庭的小圈子。如果你觉得对方可以接受，不妨详细解释孩子行为背后的原因，告诉对方怎样做会对孩子有帮助。

○ 第一级：对方是爷爷奶奶以及关系密切的亲属，还有孩子的老师。这时要慎重考虑，想出合适的办法，尽量让对方舒适地与孩子相处，并提供尽可能的支持。

有一个专门招收自闭症儿童的学校给老师和员工印发了商务名片，他们带孩子进行郊外观光、去社区参观等面对公众的活动时，就携带这样的卡片。如果孩子的行为引起了别人的关注，老师就会递出一张卡片，卡片上有学校的信息、联系方式等，反面是文字解释："我们的学生是自闭症小孩，接下来会有人出面介入。"这种做法现在已经推广到很多学校和机构。

很多家庭还使用了其他的创造性方法，他们不是做语言解释，而是穿着带有自闭症机构名称和标牌的 T 恤衫或制服。如果周围的人足够细心，注意到了这些信息，他们就会较少质疑，而且通过观察家人和孩子的互动会对自闭症增加了解。

有没有最合适的时机告诉孩子他有自闭症

我们应该这样想：告知孩子真相应该是一个过程而不是发布一个审判结果，既然是过程，就会因人而异、因家庭而异，但不是片刻的宣告，而是持续几周、几个月甚至几年的讨论和沟通。有些自闭症孩子获得了社会意识，他们开始感觉到自己与同伴不一样，并艰难地试图理解为什么他们会对某些情境和人际关系的遭遇感到如此困难。另外一些儿童并不知道自己的诊断，但是他们会提出关于自己智力和能力的问题，他们认定一定是什么地方出了错。有一个男孩反复追问他的妈妈："我是不是一个疯子？"还有一些例子表明，孩子缺少基本的自我意识，根本不知道自己与别人有什么差别。

很多家长尽量隐瞒孩子，避免让孩子了解自己的诊断。他们觉得给孩子贴上一个标签有负面作用，他们相信，任何一个孩子都是复杂的，不能简单地用一个词来概括。这是有道理的。

我从来没有遇到过这种情况：一个自闭症人士，因为被告知自闭症的诊断或者慢慢了解到实情，就因此体验到负面情绪或者受到伤害。当然，他们的反应多种多样，有的回忆说，当时他们马上明白了以前的种种苦恼原因何在，感觉到有一种轻松感，因为这些不是他自己做人有什么问题，而是生理构造带来的后果。还有人这样描述，了解了事情的真相，他们的生活马上发生了改善，标志着一个新的开始："我最后终于明白了自己是怎么回事。"

怎样确定讨论这个问题的最佳时间？当孩子开始表达他与别人不同的感受，或者质疑为什么对别人轻而易举的事情到他这里就那么困难，这时，有必要讨论这个话题。当一个儿童或者少年对自己做负面评价，而他的自尊受损的时候，来讨论自闭症的诊断就很有意义。如果孩子遭受同伴的欺负和嘲笑，这时讨论诊断问题，可以帮助孩子理解有关的社会互动的本性。有的孩子会遇到自闭症的同伴，也可以利用这样的机会对他解释他和同伴类似的障碍。

对孩子谈论自闭症，最佳的方式是什么？斯蒂芬·肖（见第9章）推荐了一个四步骤模式。

○ 步骤一，让孩子了解他自己独特的长处。

○ 步骤二，列出一个清单，包括孩子的长处和困难。

○ 步骤三，不加评判地把孩子的长处与家人、朋友以及有可能会成为榜样的人的长处做客观的比较。

○ 步骤四，使用自闭症（或阿斯伯格综合征）标签来总结孩子的体验和障碍。

经过深思熟虑的准备，采取合适的方法，对孩子解释自闭症的真相，可能是孩子自我意识提升的关键性一步，这会让孩子的生活更好、更有希望。

让自闭症儿童自我刺激是对是错

我避免使用自我刺激这样的词语，因为人们常常使用得不准确，而且往往带有负面的含义。尽管如此，我们所有的人都会采用一些特定的方法来让自己处于良好的情绪和生理调节状态。很多自闭症儿童喜欢通过重复性行为让自己感觉到舒适，并保持适当的醒觉状态，如盯着一个特定的物体看，摇动双手，旋转身体，翻动手指，挥舞手臂，反复不停地玩特定的电子游戏，成行地排列玩具等。这些活动本身并没有什么坏处。

如果一个儿童过度重复这类行为，或者这种行为有可能引发伤害、遭人误解，那么就会成为一个问题。如果一个孩子呆坐着持续几个小时在眼前晃动手指，不愿意与人互动，那么他就需要得到帮助，形成自我调节的替代行为。我们需要帮助他修正或改变他从事的活动。对环境进行改造，例如降低噪声，减少视觉刺激的强度，是有效的方法。如果重复行为比较特殊，比如局限于课间休息时间，或者学校课程结束之后，干预的必要性就降低了。

通常情况下，家长们担心孩子的这类行为会引起别人的异样目光，或者让人家产生排斥心理。在这种情况下，可以帮助孩子学习用替代性的方式进行自我调节，而不至于引起负面关注，也可以鼓励孩子避开人群，在更合适的时间和地方从事这些活动。对于那些有一定社会理解力的儿童和少年，必要时可以告诉他们：虽然他们的行为本身没有错，但是别人可能难以理解。或许这些孩子会愿意用别的行为来替换，比如，用扔球来替代咬手，或者在疲惫的时候主动要求到操场上去休息。还可以使用"时间与空间"策略，帮助孩子理解有些活动可以在不同的时间和地点来做，这样就不会打扰别人。

上普通班、特教班、私立学校，哪一个对自闭症孩子更好

没有两个自闭症孩子是完全一样的，所以不存在一个适合所有孩子的学校安置方式。儿童可以从观察其他小朋友、与他们一起互动中学到很多，而并不是仅仅依靠正式的课堂教学。只要不超出儿童本身的能力和接受水平，同伴的社会性和语言示范作用越高超越好。当然，这并不意味着普通班的人际环境就一定超过特教班的人际环境。

在很多情况下，选项并不限于融合班和特教班。有些学校可以提供瀑布式的融合教育环境，包括从全日制特教班、部分特教班和部分普通班，一直到在个别化支持条件下的全日制普通班融合。有些社区的公立机构或独立的私立学校，专门招收发展障碍的儿童和成年人，提供特殊的教育服务。

具有明显阿斯伯格综合征特征的聪明学生是否一定要到普通学校上学？不一定。在普通学校环境中，这类学生往往会遭遇误解和歧视。如果教师缺乏适当的训练，又不具备必要的支持条件，可能会认为阿斯伯格综合征学生的行为是偏执任性、故意刁难、操控他人。

在一些成功的教育计划中，一个班上有6～8名自闭症学生，组成一个家庭式的平台，额外的教学或情绪支持可以促进孩子的归属感。这些孩子可以分享他们类似的情感和体验，共同成长，从彼此的挑战与成功经历中

学到很多。与此形成鲜明对照，一些自闭症学牛在普通学校背景中做得很好，他们说，绝对不愿意与其他自闭症孩子或者拥有其他障碍的孩子朝夕相处。

最重要的问题是要考察孩子所处的全方位环境，并充分考虑孩子在每天和每周所可能接触到的各种各样的行为榜样是怎样的，而不是把课堂看作问题的全部。如果一个孩子有很多兄弟姐妹，那他就可以在家庭的日常生活中通过人际互动的经验学到很多。如果孩子有机会与正常儿童一道参加戏剧表演项目、教会的活动项目，或者体育项目，那么普通学校环境对他来说必要性就降低了，尤其是还要考虑普通学校是否会带来挑战。

是否有过度治疗的情况

一味地增加治疗的时间并不会自动提升治疗的品质。

家长们往往听到某些专家的告诫，说是为了真正从一个特定的疗法中受益，儿童需要每周做 30 或 40 个小时的一对一干预。言下之意是说，干预的时间越密集，效果越好；假如孩子没有达到某个特定的时间值，就达不到该疗法的潜在效益。但是，只看时间多少这一项指标并不能确定干预的品质和效果。更重要的是看干预的性质，它与环境和人的匹配程度，所确定的总体方向和具体目标是否与孩子的生活息息相关。

密集的一对一干预可以成为幼小儿童和障碍极为严重的自闭症人士整体方案的组成部分。这里的风险在于，我们可能会忽略完整的解决方案，忽略孩子生活的方方面面。例如，上幼儿园的小朋友如果同时在治疗机构接受密集的一对一干预，他可能会每天都精疲力竭，因而忽略掉参与课堂学习的活动。家长可能会在孩子放学后不停地带孩子去接受言语治疗、作业治疗等，或者把行为治疗师请到家里做训练。但是，过不了多长时间，孩子受不了，家庭也受不了。

　　有时候，某些治疗师会给家长施加压力，要求做更长时间的治疗，但是，儿童本人却非常排斥。治疗师或许会承认儿童有抗拒，但是他还是建议对此绝不可以有丝毫妥协。在这里，我们再次强调：家长必须相信自己的本能判断。如果孩子已经体验到了任务超载，表现出了高度的焦虑和疲惫并拒绝配合，这时家长一定要扪心自问："我们为什么要这样做，而且为什么我们要做这么多？"

　　事情往往是这样的：问题不在于用于特定治疗的时间、数量，而是在于干预与孩子的生活缺少有意义的关联。要害在于，寻求整体解决方案并选择合适的干预方法，这些方案的整体愿景、具体目标和方法策略应当适合儿童的需要。始终清醒地坚守整体解决方案，采用团队合作的模式，才是最重要的。

如果孩子的老师或治疗师似乎没有能力或者意愿来教育自闭症孩子，我该怎么办

　　有些老师并不反对让自闭症孩子在他们的班上接受融合教育，但是感觉缺少管理者、辅助人员以及其他人的必要支持。另一种更具挑战的情形是：学校的老师们倾向于强烈抵制自闭症孩子进入课堂，大概是因为他们觉得自己缺少必要的训练，或者认为这件事不应该是他们的工作职责。

　　在上述两种情况下，关键性的要素都不在于老师本身，而是在于学校的领导体制。如果校长致力于领导一个融合式的学校，而且关注每一个学生的教育，那么他就会采取各种措施来支持上课的老师和自闭症学生。如果这样一位校长遇到一个反对自闭症学生进行融合教育的老师，他就会明确宣布不管喜欢与否，每个老师都是团队的一部分，都要尽力来帮助这些孩子。但是，学校从整体上一定要帮助这些老师，要提供培训和其他支持条件。

　　家长们还必须明白：家庭成员对于孩子在学校的成功担负着不可或缺

的责任。如果一个用心良苦的老师感到自己孤立无援，家长应该尽一切努力对他提供支持。他们可以告诉老师他们的经验和观点，帮助老师寻找合适的方法，让孩子在学校里集中注意，有效学习，而且家长可以通过呼吁寻求更多的支持。

家长不应该一味地对老师们施加压力，而是应该承认跟孩子相处有时的确不容易，如果孩子某一天在学校不顺利，不要不问青红皂白地指责老师。总之，家长应该传递这样的信息：他们是学校专业人员的合作伙伴，是具有主动性、不易疲倦、专心致志的合作者。同样，他们还应该明确地表达自己的期待，希望老师也是这样的合作者。

有些时候，老师和学生直接的配合确实没有办法做到，那么，与其责备老师或者责备学校，家长不如采取主动措施解决这个问题，并给孩子寻求最好的教育安置。

很多自闭症儿童具有言语障碍，因此他们学习使用 iPad 等电子沟通器械，或者使用低科技的选项，例如图片交流系统或者手语。这些非言语的沟通手段会妨碍他们学习口语吗

表面看起来，教孩子使用替代性的沟通方式可能会阻碍孩子的口语发展，选择使用手语、图片沟通系统、照片、语音生成器，似乎会削弱孩子学习说话的动机。但是，据我自己的经验，使用辅助性的手段支持孩子进行社会沟通，实际上会有助于言语发展。这一点已经有很多研究做了证实。理由十分简单：学习说话的动机来源于沟通的成功体验。一个孩子在与人互动、建立关系方面做得越成功（不管是否使用口语的方式），他就会越有意愿来与周围的人进行沟通，也会倾向于更多地使用口语。

此外，研究还表明：成功的社会沟通有助于儿童情绪调节处于良好状态。这样一来，孩子就会较少使用不恰当的问题行为来操控他人。如果一

个儿童已经成为一个胜任的、有信心的沟通者，不管他所使用的沟通方式是什么，他都会更有能力参与学习和人际互动。而学习和互动总是包含着学会集中注意力、听别人说话，因此，可以有效地促进他们的口语发展。

自闭症孩子的兄弟姐妹在他的生活中应该扮演何种角色

兄弟姐妹可以扮演非常重要的角色来理解和支持自闭症儿童，但是，研究表明实际情况参差不齐。要求哥哥或姐姐担负太多的责任，会让他们显得像个家长，这并不适合他们发展阶段的特点，而且会导致这些大孩子心生怨恨。另外，父母也不应该告诉这些兄弟姐妹说他们不必操心也不必介入。一般来说，适应良好的孩子往往是那些在家中有机会担任适合其年龄的责任，并主动选择承担一定家务的孩子。

自闭症孩子的兄弟姐妹在与自闭症手足打交道的过程中，要经历自己独特的发展历程。我认识一个年轻女孩，小时候她喜欢帮助甚至教导她的自闭症哥哥。然而，在她的初中阶段，她却尽量避免与哥哥相处，甚至在公开场合会逃避他。但是，上了高中，她又开始投入精力甚至表现出更多的关心。自闭症孩子的同胞关系往往很复杂。正常发展的孩子不也是一样吗？在家庭中，永远要注意保持沟通渠道畅通，要让兄弟姐妹知道，家长尊重他们的情感，愿意听他们说真心话。

自闭症会造成家庭离异吗

长期流传的一个说法是：自闭症孩子的父母有3/4最终会离婚，但并没有可靠的研究来支持这个说法。大家知道，美国大约半数的婚姻会以离异而告终。如果家里有个自闭症孩子，离婚率会上升吗？没有人知道确定的答案。

我们确凿地知道，压力升高会导致婚姻关系破裂。抚育一个有能力缺陷的孩子，会面临很大压力。如果婚姻的基础已经存在裂痕，那么生育一个自闭症宝宝肯定会增加额外的压力，那就有可能导致离异。但是，这不是唯一的要素。当然，在有些情况下，分居或离异并不见得是一件坏事，反而有可能让家庭环境变得更稳定、更平和，这样一来，大多数孩子会因此而受益。但是，从短期来看，分居或离异肯定会对孩子造成情感和认知的冲击。

让人惊奇的是，有些父母因为生了自闭症孩子而感到婚姻关系更为牢固，家庭更加和睦。面对挑战需要应对，需要做出困难的决策，需要找到专业支持，为孩子找到更好的机会等，反而让夫妻之间学会了更好地协商，更有效地沟通，从而使关系更密切。有些家长经常这样说，面对这些困难的挑战性课题，让他们觉得更自信，感到更有能力来面对其他的挑战。当一切变得更加顺利时，全家人会聚在一起欢庆成功。

当然，我们常常看到父母因为自闭症的孩子而持有相互冲突的观点，特别是在孩子刚刚得到诊断的时候。往往是一位家长发现孩子有什么不对劲的苗头，而另一位往往不加理睬，甚至抱怨配偶大惊小怪。父母一方可能为孩子的将来忧心忡忡，而另一方则采取走着瞧的态度。

这些差异并不限于孩子小的时候，有些父母中的一方会因为孩子在公众环境中的不当行为感到尴尬，而另一位就不会有这种感受。一方可能特别喜欢某一特定疗法，而另一方有不同意见。很多专业人士常常会遇到因为孩子而来求助的夫妻，最后却发现真正的问题在于他们婚姻中的冲突而不是孩子的问题。自闭症孩子的父母并不需要总是意见一致，但是，他们确实需要找到出路来面对自闭症带来的挑战，并在这个过程中改善自己的婚姻，而不是让这些问题加深婚姻的裂痕。我认识的很多家庭成功地做到了这一点，他们把家庭带向积极发展和享受人生的旅程，从而让每一位家庭成员的生活品质得到提升。

参考文献

近年来，关于自闭症的出版物和网络资料十分丰富，所以如何选择有价值和值得信赖的文献变得相当困难。下列清单包括了对自闭症人士及其家庭和有关专业人员最具价值的书籍、相关机构的信息。下述分类有交叉和重叠，可以互相参照。

针对专业人员的文献

出版物

Alderson, Jonathan. *Challenging the Myths of Autism: Unlock New Possibilities and Hope*. Toronto: HarperCollins Canada, 2011.

Baker, Jed. *No More Meltdowns: Positive Strategies for Managing and Preventing Out-of-control Behavior*. Arlington, TX: Future Horizons, 2008.

Blanc, Marge. *Natural Language Acquisition on the Autism Spectrum: The Journey from Echolalia to Self-Generated Language*. Madison, WI: Communication Development Center, 2013.

Goldstein, Sam, and Jack Naglieri. *Intervention for Autism Spectrum Disorders*. New York: Springer Science Publishers, 2013.

Gray, Carol. *The New Social Story Book*. Arlington, TX: Future Horizons, 2010.

Greenspan, Stanley I., and Serena Wieder. *Engaging Autism: Using the Floor time Approach to Help Children Relate, Communicate, and Think*. Cambridge, MA: Da Capo Lifelong, 2006.

Hall, Elaine and Diane Isaacs. *Seven Keys to Unlock Autism*. New York: Jossey-Bass, 2012.

Hodgdon, Linda A. *Visual Strategies for Improving Communication*. Troy, MI: QuirkRoberts, 1996.

Kluth, Paula. *You're Going to Love This Kid*. Baltimore: Brookes, 2010.

Luterman, David. *Counseling Persons with Communication Disorders and Their Families 5th Edition*. Austin, TX: Pro-Ed, Inc., 2008.

Marquette, Jacquelyn Altman, and Ann Turnbull. *Becoming Remarkably Able: Walking the Path to Talents, Interests, and Personal Growth for Individuals with Autism Spectrum Disorders*. Shawnee Mission, KS: Autism Asperger, 2007.

Mirenda, Pat, and Teresa Iacono. *Autism Spectrum Disorders and AAC*. Baltimore: Paul H. Brookes, 2009.

Myles, Brenda Smith, Melissa Trautman, and Ronda L. Schelvan. *The Hidden Curriculum: Practical Solutions for Understanding Unstated Rules in Social Situations*. Shawnee Mission, KS: Autism Asperger, 2004.

Prizant, Barry M., Amy Wetherby, et al. *The SCERTS Model: A Comprehensive Educational Approach for Children with Autism Spectrum Disorders*. Baltimore: Paul H. Brookes, 2006.

Rogers, Sally, and Geraldine Dawson. *Early Start Denver Model for Young Children with Autism: Promoting Language, Learning, and Engagement*. New York: Guilford, 2010.

Winner, Michelle Garcia. *Thinking about You, Thinking about Me*. San Jose, CA: Think Social, 2007.

Winner, Michelle Garcia. *Why Teach Social Thinking? Questioning Our Assumptions about What It Means to Learn Social Skills*. San Jose, CA: Social Thinking, 2013.

Wolfberg, P. J. *Peer Play and the Autism Spectrum: The Art of Guiding Children's Socialization and Imagination* (IPG Field Manual). Shawnee Mission, KS: Autism Asperger Publishing Company, 2003.

Wolfberg, P. J. *Play and Imagination in Children with Autism* (2nd Edition) New York: Teachers College Press, Columbia University, 2009.

针对父母和家庭的文献

出版物

Dalgliesh, Carolyn. *The Sensory Child Gets Organized: Proven Systems for Rigid, Anxious, and Distracted Kids.* New York: Simon & Schuster, 2013.

Kerstein, Lauren H. *My Sensory Book: Working Together to Explore Sensory Issues and the Big Feelings They Can Cause: A Workbook for Parents, Professionals, and Children.* Shawnee Mission, KS: Autism Asperger, 2008.

Kranowitz, Carol Stock. *The Out-of-sync Child: Recognizing and Coping with Sensory Processing Disorder.* New York: Skylight Books/A Perigee Book, 2005.

Robinson, Ricki G. *Autism Solutions: How to Create a Healthy and Meaningful Life for Your Child.* Don Mills, Canada: Harlequin, 2011.

Sussman, Fern. *TalkAbility: People Skills for Verbal Children on the Autism Spectrum. A Guide for Parents.* Toronto: Hanen Program, 2006.

Sussman, Fern, and Robin Baird Lewis. *More than Words: A Parent's Guide to Building Interaction and Language Skills for Children with Autism Spectrum Disorder or Social Communication Difficulties.* Toronto: Hanen Program, 2012.

Twachtman-Cullen, Diane, and Jennifer Twachtman-Bassett. *The IEP from A to Z: How to Create Meaningful and Measurable Goals and Objectives.* San Francisco: Jossey-Bass, 2011.

Wiseman, Nancy D., and Robert L. Rich. *The First Year: Autism Spectrum Disorders: An Essential Guide for the Newly Diagnosed Child: A Parent-expert Walks You through Everything You Need to Learn and Do.* Cambridge, MA: Da Capo, 2009.

针对自闭症人士的著作

出版物

Carley, Michael John. *Asperger's from the Inside Out: A Supportive and Practical Guide for Anyone with Asperger's Syndrome.* New York: Perigee, 2008.

Fleischmann, Arthur, and Carly Fleischmann. *Carly's Voice: Breaking through Autism.* New York: Touchstone/Simon & Schuster, 2012.

Grandin, Temple, and Richard Panek. *The Autistic Brain: Thinking across the Spectrum.* Arlington, TX: Future Horizons, 2013.

Higashida, Naoki, David Mitchell, and Keiko Yoshida. *The Reason I Jump: One Boy's Voice from the Silence of Autism*. New York: Random House, 2013.

Mukhopadhyay, Tito Rajarshi. *How Can I Talk If My Lips Don't Move? Inside My Autistic Mind*. New York: Arcade, 2008.

Newport, Jerry. *Your Life Is Not a Label: A Guide to Living Fully with Autism and Asperger's Syndrome for Parents, Professionals, and You!* Arlington, TX: Future Horizons, 2001.

Shore, Stephen M., and Ruth Elaine Joyner Hane. *Ask and Tell: Self-advocacy and Disclosure for People on the Autism Spectrum*. Shawnee Mission, KS: Asperger Autism, 2004.

Shore, Stephen M., and Linda G. Rastelli. *Understanding Autism for Dummies*. Hoboken, NJ: Wiley, 2006.

Tammet, Daniel. *Born on a Blue Day: Inside the Extraordinary Mind of an Autistic Savant: A Memoir*. New York: Free Press, 2007.

Willey, Liane Holliday. *Pretending to Be Normal: Living with Asperger's Syndrome*. London: Jessica Kingsley, 1999.

针对家长的著作

Colson, Emily, and Charles W. Colson. *Dancing with Max: A Mother and Son Who Broke Free*. Grand Rapids, MI: Zondervan, 2010.

Fields-Meyer, Tom. *Following Ezra: What One Father Learned about Gumby, Otters, Autism, and Love from His Extraordinary Son*. New York: New American Library, 2011.

Gilman, Priscilla. *The Anti-romantic Child: A Memoir of Unexpected Joy*. New York: Harper Perennial, 2012.

Hall, Elaine, and Neal Hall Kaye. *Now I See the Moon: A Mother, a Son, a Miracle*. New York: HarperStudio, 2010.

Naseef, Robert A. *Autism in the Family: Caring and Coping Together*. Baltimore: Brookes, 2014.

Park, Clara Claiborne. *Exiting Nirvana: A Daughter's Life with Autism*. Boston: Little, Brown, 2001.

Peete, Rodney, and Danelle Morton. *Not My Boy! A Father, a Son, and One Family's Journey with Autism*. New York: Hyperion, 2010.

Senator, Susan. *Making Peace with Autism: One Family's Story of Struggle, Discovery, and Unexpected Gifts*. Boston: Trumpeter, 2005.

Suskind, Ron. *Life, Animated: A Story of Sidekicks, Heroes, and Autism*. New York: Kingswell, 2014.

关于"社会沟通、情绪调节、交往支持"模式

　　本书的很多观点和解释，都基于"社会沟通、情绪调节、交往支持"模式（SCERTS）。这个干预模式由普瑞桑博士和艾米·维泽贝、艾米丽·鲁宾、艾米·罗伦共同开发。该模式是一个针对自闭症谱系障碍儿童和成年人及其家庭进行循证的、全方位的干预模式。SCERTS 提供具体的指导方案，帮助自闭症人士成长为有能力的、自信的社交沟通者、主动的学习者，同时致力于预防问题行为的发生，以便帮助儿童有效学习、发展人际关系。设计者的目标是帮助家庭、教师、治疗师组成工作团队，协调一致，以便实现最佳的有意义的进步。美国各地的学校系统，以及世界上十几个国家，已经在实施 SCERTS 模式。

致　　谢

本书的写作历经很长时间，承蒙很多热心人士的支持和帮助，才得以最终成书。在此，谨对下列人士表达最诚挚的谢意。

感谢本书的合作者，汤姆·菲尔兹－迈耶，他的友情、支持、文学才华帮助我把 40 多年积累的经历变成了动人的故事。肖恩·菲尔兹－迈耶拉比、以斯拉、艾米、诺曼，他们一家人在过去几年中与我分享了汤姆的时间和精力，再次表达由衷的谢忱！

感谢我的妻子伊莱恩·迈耶博士，她始终欣赏我那些个案的故事，并从中汲取营养。她的挚爱和支持让本书的理想一直保持着鲜活的生命。她在医院里以及在我们周末休假时帮助各种家庭的工作中的创新精神和慈爱胸怀，一直是激励我前行的动力源泉。

感谢我的儿子诺亚，他对本书兴趣浓厚，十分喜爱。有这样一个充满爱心的儿子，我们感到自豪。现在他羽翼丰满，准备远飞，我信心满满，祝愿他一生顺心，事业有成，堪与他的父亲比肩。

感谢我的姐姐黛比，她一直关爱我、支持我。感谢我的爸爸山姆，和他在一起的时光是我最美好的记忆，他一直信任我，相信我能做出正确的抉择，他以我为荣，这是我信念的支柱。

感谢我的好朋友瓦利·赞博，30年来他的帮助让我的生活平稳顺畅，进退有据。

感谢迈克·约翰·卡莱、伊莱恩·迈耶博士、伊莉莎·博林豪斯、肖恩·菲尔兹–迈耶拉比、玛丽·汉兰。他们认真阅读了本书初稿，提出了富有见解的建议。

感谢卡尼亚、克雷亚、多明戈、兰德尔等家庭，他们十分大度地允许我公开他们的私人经历，让更多的家庭从中得到有益的借鉴。

感谢我们杰出的文学顾问贝蒂·艾斯特，她最初的信任和一路上高度专业的支持，为本书的成功做出了重要贡献。

感谢Simon & Schuster出版社才华横溢的编辑特里斯·托德，他的专业、专注和极大的热忱，使得本书更加严谨而充满热情。

感谢艾米·维泽贝、艾米丽·鲁宾、艾米·罗伦，她们是我开发"社会沟通、情绪调节、交往支持"模式的合作伙伴。本书的很多价值观都反映了该模式的理念和实践。我们为自己的成就感到自豪。

感谢我的导师朱迪·杜珊博士、大卫·悦德博士、约翰·穆玛博士、大卫·路德曼博士。他们信任我的专业能力，为我提供了价值观和方法论的支持，让我在专业上能够突飞猛进、有所成就。特别感谢路德曼博士，他总是鼓励我要写"自己的书"。

感谢我的前同事和好友艾卓娜·舒乐博士，与她共事的经历特别值得纪念。她的天赋才华确实出类拔萃。我们最初对于回声言语的研究兴趣，发展出了持久的共同追求和深厚的友谊，让我终生不忘。

感谢多明戈夫妇，我们的挚友、周末休养活动的组织者之一，还有20年来那些宝贵活动的全体参与者。有幸见证他们的生活经历、对子女的爱、幽默感，还有乐于帮助他人的热心和无私，使我从中得到无尽的教益和启发，我将终生珍惜和感激。

感谢美国和世界各地的专业人员和志愿者、家长、学校老师和管理人员，他们选择了帮助儿童及其家庭的道路，并为此默默奉献，值得我尊敬。我感激他们对我的信任，给我合作的机会，让我学到了很多。特别感谢我身边最为密切的合作伙伴，我每天工作的"前线战友"："奇迹项目"的伊兰·霍尔；合作教育服务计划的夏娃·马伦、托尼·美达；Autism Spectrum Quarterly 的戴安娜·托特曼－库玲。

所有自闭症人士及其家庭，他们已经成为我生活中不可缺少的部分。很多人成为我的良师益友，为我的专业生命提供了深层的意义。对他们，我在此谨表达无尽的谢忱！

巴瑞·普瑞桑

我十分感激普瑞桑博士给我这个机会与他合作，将他终身实践的体验付诸文字。我的儿子患有自闭症，现在已经长大成人。我在寻求专家帮助的时候，特别注重激情、智慧、爱心；所有这些品质，普瑞桑完全具备，而且深厚、远大。通过共同的创作，学到了他的优秀品质，是我的幸运。还要感谢他的妻子伊莱恩、儿子诺亚，感谢他们对我的热情接待。

感谢我们优秀的文学顾问贝蒂·艾斯特，她的建议总是那么准确而得体。Simon & Schuster 出版社的资深编辑特里斯·托德，对我们的写作始终全力支持，提供了细致入微的帮助。我的好友舍普·罗斯曼慷慨无私地分享了他的智慧，在此表示感谢。

感谢我的好友伊莱恩·霍尔，她为自闭症孩子的家庭做了很多，包括我们一家。她建议我与普瑞桑博士合作，推进了这项协作计划，通过这本书，可以更广泛地传播对自闭症的真切理解和有益的知识。

我的父母劳拉和吉姆·迈耶，还有姻亲珊迪和迪尔·菲尔兹，是我可靠的支持源泉，在我需要帮助的时候，提供了适时的帮助和鼓励。

　　我还要感谢三个孩子，艾米、以斯拉、诺曼，感谢他们对我的爱和支持，他们的音乐带给我欢乐。最后，我的贤妻肖恩·菲尔兹－迈耶始终支持我参与这个项目，总是耐心而明智地倾听这本书的每一个观念，总是微笑着支持我所追求的一切，我在此表达对她无尽的感激。

汤姆·菲尔兹－迈耶